Die

Berliner Syphilisfrage.

Ein Beitrag

zur öffentlichen Gesundheitspflege Berlins

herausgegeben

in Vertretung des ärztlichen Comités des Berliner Gesundheitspflege-Vereins

von

Dr. S. Neumann,

Vorsitzendem des Comités.

„Souvenez-vous, que si vous êtes constitués les gardiens de la santé publique, vous l'êtes également de la morale publique" —

Parent-Duchatelet.

Mit drei statistischen Tabellen.

Berlin.

Druck und Verlag von Georg Reimer.

1852.

Vorwort.

Im März vorigen Jahres wurden dem ärztlichen Comité des Berliner Gesundheitspflege-Vereins von der Commission für Sittenpolizei mehrere Fragen über die Verbreitung der Syphilis in Berlin, so wie über Mittel zur Beschränkung derselben vorgelegt. Das hierauf unmittelbar erstattete Gutachten hat eine verschiedene Deutung, so wie eine berichtigende Kritik in der öffentlichen Discussion erfahren. In Folge dessen und um der Pflicht zu genügen, welche die im Vereine gesammelten Erfahrungen dem Comité auferlegen, hat dasselbe beschlossen, über die Berliner Syphilisfrage eine selbstständige Arbeit zu liefern und mit der Ausführung derselben den Verfasser der folgenden Blätter beauftragt. Dieselben enthalten eine statistische Zusammenstellung der auf die vorliegende Frage bezüglichen Thatsachen und eine Erläuterung derselben. Die in den beiden ersten Tabellen enthaltenen Data stellen für einen 18jährigen Zeitraum die innerhalb der Berliner Civilbevölkerung stattgehabte Bewegung, so wie — aufser den Angaben über die Syphilitischen in der Charité — die vorzüglichsten Ereignisse der öffentlichen Armenkranken- und der Hospitalpflege dar. Dafs wir dieselben in einer Ausführlichkeit, welche ihre Anwendung als allgemeine statistische Grundlage für die wichtigsten Fragen der öffentlichen Gesundheitspflege Berlins gestatten möchte, veröffentlichen konnten, verdanken wir den uns bereitwilligst gewordenen aktenmäfsigen Mittheilungen der Herren Geheimrath Horn, Medizinalrath Müller, Sanitätsrath Schupke, Regierungsrath Gäbler, Stadtrath Keibel, Kaufmann Baswitz, Rendant Treibel und Rechnungsrath Schmauch. — Die dritte Tabelle stellt — für die Syphilisfrage — die Wirksamkeit des Berliner Gesundheitspflege-Vereins, als eines Bestandtheils der öffentlichen Gesundheitspflege hierselbst, dar. — In der Erläuterung haben wir die sittliche und materielle Bedeutung der Thatsachen darzustellen versucht. Der Inbegriff derselben bildet die Grundlage unserer Erörterung. Es sei uns deshalb gestattet, auf die statistischen Tabellen, als auf den Mittelpunkt unsrer Arbeit ausdrücklich zu verweisen, in der Hoffnung, dafs die übersichtliche Anordnung der Thatsachen in denselben wenigstens einen theilweisen Ersatz für die Mängel in unserer Darstellung gewähren möchte.

Berlin, den 16. Juni 1852.

Der Verfasser.

Die Berliner Syphilisfrage ist bisher in ausschliefslicher Beziehung zu der Entscheidung über die direkte oder indirekte polizeiliche Organisation, resp. Controle der Prostitution, erörtert worden. Demgemäfs handelte es sich, was die Verbreitung der Syphilis in Berlin so wie deren Beschränkung betrifft, vorzugsweise nur darum, wie jene Einrichtungen zur Vermehrung oder Verminderung der Krankheit sich verhielten, und demnach als ein Mittel zur Beschränkung derselben anerkannt oder verworfen werden müfsten. — In den vorliegenden Blättern soll die Syphilisfrage als eine selbstständige, in sich abgeschlossene erörtert werden.

„Wie ist die Syphilis in Berlin zu beschränken und
„wie kann dies vom Standpunkte der öffentlichen
„Gesundheitspflege aus geschehen?"

In diesen beiden, sich einander ergänzenden, Fragen ist unsere Aufgabe formulirt. Aus derselben ergiebt sich von selbst, dafs wir zunächst die Verbreitung der Syphilis in Berlin, so wie ihre vorzüglichen Quellen daselbst zu ermitteln haben werden. Wenn, nach Inhalt unserer zweiten Frage, durch den Vergleich mit den übrigen, in das Gebiet der öffentlichen Gesundheitspflege gehörigen, Thatsachen die Beantwortung der ersten unzweifelhaft erweitert wird, so werden wir anderseits zur Beschränkung der Syphilis nur solche Mittel vorschlagen dürfen, welche dem sittlichen Rechte, das im Lebensprincipe unserer Wissenschaft, dem Gesetze der untrennbaren Einheit der leiblichen und sittlichen Gesundheit, unmittelbar begründet ist und daher in allen ihren Fragen die erste Stelle hat, nicht widersprechen. Die ausdrückliche Andeutung dieses Rechts möchte nicht überflüssig erscheinen, gegenüber der moralischen Bevormundung, die in Folge jener Anmafsung, welche die sittliche Entscheidung in allen Dingen als ein ausschliefsliches Standes- oder Partheiprivilegium beansprucht, grade in diesem Gebiete unsrer Wissenschaft versucht und, wenigstens mit vorläufigem Erfolge, durchgeführt worden ist.

Unter den Quellen, welche wir zur Lösung unserer Aufgabe benutzen, nennen wir an erster Stelle die Erfahrungen, welche das ärztliche Comité des Berliner Gesundheitspflegevereins während 30 Monate innerhalb eines bestimmten Kreises der Berliner Bevölkerung gesammelt hat, und die durch die Bedeutung, welche ihnen in der bisherigen Diskussion der Berliner Syphilisfrage beigelegt worden ist, zunächst gegenwärtige Arbeit veranlafst haben; zweitens diejenigen Ereignisse der öffentlichen Gesundheitspflege Berlins (während des Zeitraums von 1834 bis 1851), welche sich in der Wirksamkeit der Armenkrankenpflege, sowie in dem Charité-Krankenhause darstellen; drittens: die Resultate der bisherigen Untersuchungen der Berliner Syphilisfrage. Mit der Kritik derselben, von der auch der Antheil, der uns selbst daran zufällt, nicht ausgeschlossen und die daher vor einer aufserhalb der Sache liegenden Mifsdeutung hoffentlich geschützt sein wird, beginnen wir unmittelbar den ersten Theil unserer Aufgabe, die Frage von der Verbreitung der Syphilis in Berlin.

I.
Die Verbreitung der Syphilis in Berlin.

Es ist den syphilitischen Krankheiten eigenthümlich, dafs sich ihre Wirkungen, wiewohl dieselben der menschlichen Gesellschaft für verderblicher erachtet werden, als selbst die Verwüstungen, welche grofse und gewaltige Volksseuchen anrichten, fast niemals in einem unmittelbaren Angriffe auf das Leben offenbaren. Die Todtenlisten Berlins z. B., die in zehn Jahren das Verzeichnifs von mehr als Einhundert Tausend Verstorbenen enthalten, möchten die Syphilis kaum in dieser oder jener vereinzelten Ausnahme als die Ursache eines Todesfalls nachweisen. Freilich hat man in neuester Zeit die, durch Syphilis bedingten, Todesfälle einer nähern Prüfung unterworfen, und sicherlich wird durch dieselbe mit der Zeit die Erkenntnifs derjenigen Wirkungen, welche das syphilitische Gift, die Grenzen des Sonderlebens überschreitend, in der nachfolgenden Generation offenbart, befördert werden. In keinem Falle aber wird jemals auf Grund der Todtenlisten die Verbreitung der syphilitischen Krankheiten innerhalb einer Bevölkerung bestimmt werden können. Man hat diese Frage überhaupt, weil die Ermittelung der Thatsachen unter den bestehenden Verhältnissen unmöglich sei, von der statistischen Forschung ganz ausschliefsen wollen *). Wenn nun die Zählung der syphilitischen Krankheitsfälle in Berlin gewifs ebenso schwierig oder unmöglich ist als anderswo, so ist es von um so gröfserer Bedeutung, dafs die bisherigen Untersuchungen über die Verbreitung der Syphilis in Berlin grade auf statistischer Grundlage geführt worden sind. Quincke**) und Behrend***) — die beiden ausschliefslichen Vertreter der wis-

*) Casper, die wahrscheinliche Lebensdauer des Menschen. Berlin 1835. Vorrede pag. XIII.

**) Ueber die Ausbreitung und die Beschaffenheit der syphilitischen Krankheiten in Berlin während der Jahre 1827—1847. Medizinische Zeitung, Berlin 1848 No. 1—4. und „Ueber die Prostitution und deren Beaufsichtigung." ibidem 1851 No. 35 u. 36.

***) Die Prostitution in Berlin und die gegen sie und die Syphilis zu nehmenden Massregeln. Eine Denkschrift im Auftrage, auf Grund amtlicher Quellen abgefasst und Sr. Excellenz dem Herrn Minister v. Ladenberg überreicht von F. J. Behrend in Berlin.

senschaftlichen Diskussion unserer Frage — haben in ihren Arbeiten „über die Vermehrung oder Verminderung der Syphilis in Berlin im Verhältnifs zur polizeilichen Controle der Prostitution" die Syphilitischen der Charité als statistischen Maafsstab benutzt. Die Anwendbarkeit diesses Maafsstabes ist in beiden Arbeiten nicht thatsächlich nachgewiesen, sondern nur vorausgesetzt oder behauptet; die Resultate der Messung stehen bei beiden im direkten Widerspruch *), Behrend behauptet auf Grund derselben eine Vermehrung, Quincke eine Verminderung der Syphilis.

*) Der Widerspruch in den Zahlen, welche B. und Q. in gleicher Weise als Charitézahlen angegeben und benutzt haben, ist eben nicht geeignet den Werth dieser Resultate zu erhöhen: aus dem nebenstehenden Nachweise, in den wir auch die Langeschen Charitézahlen (Casper's Wochenschrift 1848 No. 8.) aufgenommen haben, ergiebt sich, dass diese Differenzen sogar erheblich sind. Eine Ausgleichung dieses Widerspruchs, der von den beiden Forschern selbst, ohne die auffallende Beziehungslosigkeit, die sie gegeneinander bewahrt haben, gewiss bemerkt und vielleicht auch erklärt worden wäre, haben wir vergeblich versucht; für unsere Data verweisen wir auf die Quellennotizen in der 2ten Tabelle. — — Freilich wären solche Differenzen überhaupt unmöglich, wenn über die Wirksamkeit der grossen Institute Berlins, gleich wie z. B. in Paris, Wien, Prag regelmässige Berichte veröffentlicht würden. Für Berlin genügen die veröffentlichten Mittheilungen dieser Art, ohngeachtet des überaus reichen Materials, das hier grade vorhanden ist, kaum den allerbescheidensten Anforderungen der socialen und medizinischen Statistik. Dass diesem Mangel werde abgeholfen werden, darf wohl um so mehr gehofft werden, als die Behörde der öffentlichen Gesundheitspflege Berlins grade in unserem Falle erkannt haben möchte, dass die bisherige Sparsamkeit keine weise gewesen ist.

	Behrend.	Quincke.	Lange.	Behrend.	Quincke.	Lange.
	Männer.			Weiber.		
1838.	—	546	568	634	585	636
1839.	—	651	651	728	710	710
1840.	—	714	714	757	788	768
1841.	—	731	731	743	690	691
1842.	—	675	675	676	676	676
1843.	—	624	624	669	611	611
1844.	741	689	690	657	602	611
1845.	711	697	687*	514	502	512
1846.	813	745	747	627	558	571
1847.	894	888	884	761	774	776
1848.	979	973	—	835	885	—

Die Syphilitischen, welche der Charité aus Potsdam zugeführt worden, giebt Quincke an:

In jedem Falle ist der Werth dieser Ergebnisse abhängig von der Entscheidung der Frage, ob überhaupt mittelst der Syphilitischen in der Charité die Verbreitung, resp. die Vermehrung oder Verminderung der Krankheit innerhalb der Berliner Bevölkerung gemessen werden könne. Es ist diese Frage um so wichtiger, als man bei der Entscheidung über die Maafsregeln gegen die Syphilis, wenigstens soweit es sich bei derselben um einen materiellen Thatbestand gehandelt hat, auf die fraglichen Resultate beschränkt gewesen sein möchte.

Wir versuchen, anstatt wortreicher Erörterung, eine thatsächliche Entscheidung, indem wir

das Verhältnifs des Charité-Krankenhauses zur gesammten Berliner Civilbevölkerung, sowie zu einzelnen Klassen derselben,

in eben derselben zwiefachen Beziehung das Verhältnifs des Syphiliscontingents der Charité,

und endlich die Bedeutung dieses Contingents an sich, sowie inmitten der Charitébevölkerung,

in den Ereignissen, welche der lebendigen Wirklichkeit entnommen sind und sich auf einen achtzehnjährigen Zeitraum beziehen, darstellen.

Es wird auf diesem Wege sowohl die Voraussetzung, auf welcher bis jetzt eine der wichtigsten Fragen der öffentlichen Gesundheitspflege Berlins begründet war, auf ihr wirkliches Recht (oder vielmehr Unrecht) zurückgeführt und den Syphilitischen der Charité gleichzeitig diejenige Stelle angewiesen werden, die ihnen in Wirklichkeit zukommt. Da die Charité so wie die Armenkrankenpflege die positive Wirksamkeit der öffentlichen Gesundheitspflege Berlins fast ausschliefslich darstellen, so wird — auch abgesehen von unserer speziellen Frage — dem Vergleiche, den wir zwischen den Gesammtergebnissen dieser Institute und der Ber-

---

1834 . . .	36 Männer,	14	Weiber
1837 . . .	40 —	25	—
1840 . . .	54 —	38	—
1843 . . .	35 —	27	—
1846 . . .	51 —	25	—

ungefähr das umgekehrte Verhältniss, wie es nach unseren Daten stattgefunden hat.

liner Bevölkerung anstellen, ein grofses Interesse sicherlich nicht abgesprochen werden, und selbst seine Ausführlichkeit wird, wie wir hoffen, durch die Resultate gerechtfertigt erscheinen. In gleicher Weise glauben wir die (übrigens nur scheinbare) Weitschichtigkeit unseres statistischen Apparats entschuldigt; für die Charité insbesondere sei noch bemerkt, dafs unsre Data die einzigen sind, welche bisher in die Oeffentlichkeit gelangt sind, andre also nicht zu Gebote standen. Dieselben sind unmittelbar vom Finanzstandpunkte der Verwaltung dictirt, und wir werden, ohngeachtet ihrer anscheinenden Reichhaltigkeit, nur zu oft durch ihre allzugrofse Sparsamkeit — wenigstens für unsern Zweck — an ihren öconomischen Ursprung erinnert werden.

Unter allgemeiner Hinweisung auf die angehängten statistischen Tabellen, welche die speziellen Thatsachen der 18 Jahre (von 1834—1851) übersichtlich geordnet und zur Erleichterung des Verständnisses sowie der Controle auch gröfstentheils in Prozenten berechnet, enthalten, lassen wir nunmehr die Durchschnitts-Ergebnisse mit den etwa nothwendigen Erläuterungen folgen:

a. (Tab. I. col. 2. Tab. II. coll. 6. und 7.) Es sind im Durchschnitt während der 18 Jahre jährlich von je einhundert Civil-Einwohnern Berlins 2,3 der Charité zugegangen. — Ein Vergleich der einzelnen Jahrgänge ergiebt, dafs dieser Charité-Zugang im Verhältnifs zur Bevölkerung in den ersten 6 Jahren (von 1834—1839 incl.) anhaltend gestiegen und 1839 sein Maximum von 3 Prozent erreicht hat, dagegen in den letzten 12 Jahren (von 1840—1851) anhaltend gefallen ist, und zwar so, dafs das Minimum der letzten Jahre gegen jenes Maximum circa um die Hälfte differirt. Es ist diese verhältnifsmäfsige Verminderung der letzten 12 Jahre eine so erhebliche, dafs sie im Vergleiche zum Jahre 1839 fast durchweg in den absoluten Zahlen unmittelbar sichtbar wird. In welchem Verhältnifs die Steigerung der Berliner Civil-Bevölkerung und die Verminderung des Charité-Zugangs von einander differiren, ergiebt am besten ein Beispiel: dieser Zugang hätte 1851 im Verhältnifs zu 1834 circa 9000, zu 1839 sogar über 12000 betragen müssen, beträgt in Wirklichkeit aber nur 6908.

b. (Tab. I. col. 7. Tab. II. coll. 19—21.) Zur direkten Bestimmung, welcher Theil der Erkrankungsfälle der Berliner Gesammtbevölkerung überhaupt in dem jährlichen Zugang zur Charité, resp. in dem Krankenstande derselben dargestellt werde, fehlen uns die nothwendigsten Data. Sind wir indefs im Allgemeinen berechtigt, den Tod als die Endwirkung der Krankheit aufzufassen, so werden wir die aus dem Verhältnifs der Todesfälle hergeleiteten Ergebnisse wohl als thatsächliche Anhaltspunkte für eine Schätzung der im Leben wirksamen Ursachen ansprechen dürfen. Es haben aber innerhalb der 18 Jahre die Todesfälle in der Charité circa den 10ten Theil der gesammten Berliner Todesfälle betragen. Hiernach würde der Antheil der Charité an der Krankenpflege Berlins allerdings circa um das Vierfache gröfser sein, als er sich in dem Verhältnifs der Berliner Gesammt-Bevölkerung zur Charité-Bevölkerung darstellt; er wird aber um Vieles geringer, wenn man, wie es billig geschehen mufs, die Todesfälle derjenigen in Abrechnung bringt, für welche die Charité nicht Krankenhaus, sondern nur Sterbehaus gewesen, also etwa alle sterbend, oder nur um zu sterben dorthin Gebrachten.

Anderseits ist in der Zahl der Todesfälle ein bestimmter Theil der in der Charité wirksamen Krankenpflege gar nicht vertreten: es sind dies die Abtheilungen, auf denen der Regel nach Todesfälle gar nicht vorkommen, wie z. B. die der Syphilitischen und Krätzigen, nach deren Abzug der Sterblichkeitsgrad in der Charité noch weit beträchtlicher sein würde. Wir haben hier leider nur den Mangel der Data, welche die specielle Krankheits- und Mortalitätsstatistik sowohl für die Charité, als für die Gesammtbevölkerung liefern müfste, zu notiren: ohne diese Thatsachen scheint uns eine statistische Abwägung dieser entgegengesetzten Einflüsse nur hypothetisch und darum an dieser Stelle nicht angemessen.

c. Die Bestandtheile, aus welchen die Bevölkerung der Charité gebildet wird, ordnen sich nach ihrer gesellschaftlichen Besonderheit ganz von selbst in die drei grofsen Gruppen, welche in den drei Rubriken des Berliner Zugangs*) (Tab. II. coll. 3—6 und 8) enthalten sind. Die erste

*) Der Zugang aus andern Orten inclusive Potsdam beträgt im jährlichen Durchschnitt während der 18 Jahre 285, bleibt also hier füglich ausser Rechnung.

Gruppe, enthaltend die Individuen, welche unmittelbar aus der Armenkrankenpflege oder auf Kosten der Gewerkskassen nach der Charité geschickt wurden, hat während der 18 Jahre im jährlichen Durchschnitt an dem Berliner Charité-Zugange einen Antheil von 44,6 Prozent, also nicht viel unter der Hälfte. Der Antheil der zweiten Gruppe, welche ihre Angehörigen aus dem Arbeitshause und von der Polizei (sei es auf Veranlassung der Commissarien oder des Präsidii, sei es aus den Polizei-Gefängnissen) erhält, beträgt 23,20 Procent, oder nahe ein Viertel des jährlichen Berliner Zugangs. Die dritte Gruppe, welche die auf eigene Meldung Aufgenommenen enthält, beträgt 32,4 Proz., oder fast ein Drittel des jährlichen Zugangs. Nach den Mittheilungen der Armendirektion*) über die 6 Jahre 1845—1850 fallen circa drei Fünftel dieser Gruppe gleichfalls auf die Lasten der Berliner Armenverwaltung; die Bedeutung des Restes dieser Gruppe wird alsbald erörtert werden. — Es erstreckt sich somit die Krankenpflege der Charité ausschliefslich auf diejenigen besondern Schichten der Berliner Bevölkerung, welche in dem Berliner Charité-Zugang vertreten sind, und es bleibt daher nur noch die Frage, ob die Charité-Pflege in der Krankenpflege dieser besondern Schichten der Bevölkerung die Regel oder die Ausnahme bildet?

d. Den Hauptbestandtheil der ersten Gruppe (Tab. II. col. 3. *a. b. c. d.*) bilden die von den städtischen Armenärzten nach der Charité geschickten Individuen, der Zahl nach circa 5 Prozent sämmtlicher Armen-Hauskranken (Tab. I. col. 10), aus deren Mitte sie genommen werden. Verglichen mit der Berliner Civil-Bevölkerung, betragen die Hauskranken im jährlichen Durchschnitt 10, die Charité-Pfleglinge ½ Procent; die einzelnen Jahrgänge weisen nach, dafs unverhältnifsmäfsig sich die Hauskranken vermehrt, die Charité-Pfleglinge dagegen vermindert haben. Für die Hospitäler und Waisenhäuser drücken unsere Zahlen an und für sich das ausnahmsweise Verhältnifs aus, in welchem diese Institute an der Krankenpflege in der Charité betheiligt sind; die gröfseren Summen einzelner Jahre bedeuten meistentheils eine ausnahms-

*) Monatsblatt der Armendirektion. Jahrgang 1846—1851.

weise gröfsere Zahl krätziger Waisenkinder. In der 4ten Kategorie sind alle diejenigen Individuen begriffen, für welche die Krankenkassen der Gesellen, Arbeiter und ähnlicher Berufsgemeinschaften die Kosten tragen. Für die Schätzung des Erkrankungsverhältnisses sind hier aufser den vom ärztlichen Comité des Berliner Gesundheitspflege-Vereins veröffentlichten Berichten irgend welche Data nicht vorhanden. Wenn wir hiernach die ambulanten Kranken dieser Genossenschaften, obgleich bei denselben gleichfalls häufig genug Beschaffung nach der Charité stattfinden mufs, ganz aufser Rechnung lassen und ausschliefslich die stationären, d. h. Bettlägerigen, berücksichtigen, so ergiebt sich, dafs höchstens der 8—10te Theil derselben in der Charité Krankenpflege findet. Die Mitgliederzahl der hierhergehörigen Krankenkassen ist hierbei in Summa auf 40,000 (wahrscheinlich das Minimum) angenommen. Bemerkt sei noch, dafs in den letzten Jahren eine sehr erhebliche verhältnifsmäfsige und selbst eine absolute Verminderung des Charité-Contingents dieser Kassen stattgefunden hat.

Die zweite Gruppe des Berliner Zugangs hat an und für sich den Charakter der Ausnahme: ihre vier Kategorien enthalten in allen ihren Mitgliedern nur solche Individuen, welche durch Elend oder Schuld der freien Selbstbestimmung entbehren. Innerhalb der freien Bevölkerung ist daher selbstverständlich kein Anhaltspunkt zu einem Vergleiche vorhanden. Welchen Theil die Charité-Pfleglinge dieser Gruppe von der Gesammtzahl derselben bilden, können wir, da uns die Data fehlen, nicht bestimmen, ein Mangel, der übrigens bei dieser Ausnahme-Gruppe für unsern Zweck wenig bedeutet.

Von der dritten Gruppe fallen, wie schon bemerkt, circa drei Fünftel auf die städtische Armenverwaltung. Bei diesen bedingen plötzliche Erkrankung, besondere Verpflichtungs-Verhältnisse der hiesigen Commune (ein nicht unbeträchtlicher Theil sind solche fremde oder hiesige Gesellen, für welche die Gesellen-Kassen nicht verpflichtet sind), oder andere besonders dringende Umstände, dafs die Aufnahme nicht durch Vermittelung der Armenbehörde, sondern zunächst auf eigene Meldung geschieht; jedenfalls werden die unter dieser Rubrik Aufgenommenen, welche sich wahrscheinlich zumeist in einer besonders hilflosen und isolirten Lage befinden, das eben dargelegte Verhältnifs der Armenkrankenpflege zur Charité nicht wesentlich ändern Die übrigen zwei Fünftel der auf eigene Meldung Aufgenommenen, welche ihre Pflegekosten mittelbar oder unmittelbar selbst bestreiten (nach dem Durchschnitt der letzten 6 Jahre circa 800), bilden von dem Contingent der in Berlin vorhandenen, männlichen oder weiblichen, Dienstboten, Arbeitsleute etc., ihrer wohl ausschliefslichen Quelle, einen so kleinen Bruchtheil, dafs es wohl kaum des Hinweises bedarf, in welchem Grade auch für diesen letzten Rest des Berliner Zugangs die Krankenpflege der Charité nur die grofse und seltene Ausnahme sein kann.

Es ergiebt sich somit als Resultat: 1) dafs die Krankenpflege in der Charité einen höchst unbedeutenden Bruchtheil der Krankenpflege der Gesammtbevölkerung bildet, einen Bruchtheil, der einmal noch kleiner erscheinen würde, wenn bei der Civilbevölkerung, ganz abgesehen von der, ausdrücklich ausgeschlossenen, Militär-Bevölkerung, der mit dem steten Zu- und Abgange*) bedingte Personenwechsel veranschlagt würde, und der zum andern seit einer Reihe von Jahren in einer stetigen und sogar absoluten Verminderung begriffen ist; 2) dafs die Charitépflege auch an der Krankenpflege der einzelnen Schichten der Bevölkerung, denen sie ausschliefslich zu Gute kommt, gleichfalls einen nur ausnahmsweisen Antheil hat. — Das Charité-Krankenhaus, ohngeachtet es mit seiner Bevölkerung die meisten Städte des preufsischen Staates weit hinter sich zurückläfst, bildet also inmitten der Hauptstadt Berlin nur die letzte und seltene Zufluchtsstätte armer Kranken und kranker Gefangenen.

*) Nach (wie es scheint, amtlicher Quelle entnommenen) Mittheilungen der Berliner Zeitungen waren 1849 = 155,000 Personen als angekommen, 138,000 als abgereist, 1850 = 195,000 als angekommen, 189,217 als abgereist gemeldet. Unter den Angekommenen waren resp. 30,691 und 22,263 Handwerksgesellen.

Dafs die syphilitischen Inwohner der Charité zur Feststellung einer Regel, sei es für die Gesammtbevölkerung, sei es für einen besondern Kreis derselben, einen thatsächlichen Anhaltspunkt nicht abgeben werden, läfst sich hiernach voraussetzen. Obgleich die praktische Erfahrung sicherlich gegen diese Voraussetzung nichts einwenden wird, so wollen wir doch dieselbe aus den statistischen Daten, so weit sie vorliegen, zu begründen versuchen.

a. (Tab. II. coll. 9—18.) Es wurden in der Charité während eines 18jährigen Zeitraums überhaupt 22,712 syphilitische Personen behandelt und zwar 11,336 Männer und 11,376 Weiber. Der Potsdamer Zugang führte der Charité 478 Männer und 1501 Weiber, welche an Syphilis litten, zu, so dafs für den Berliner Zugang 10,858 Männer und 10,353 Weiber, in Summa 21,211 Syphilitische verbleiben. Dieses Verhältnifs der Geschlechter unter den Syphilitischen in der Charité ist für jeden auch nur entfernt Sachverständigen ein, keiner Erörterung weiter bedürftiger, Beweis, dafs die syphilitischen Erkrankungen innerhalb der Berliner Bevölkerung in der Charité nicht repräsentirt werden. Dieses Resultat wird auch durch die Schwankungen in den einzelnen 18 Jahren und in den 6 dreijährigen Perioden durchaus nicht alterirt, da das eine Geschlecht genau eben so oft wie das andere überwiegt. —

In Bezug auf die einzelnen Bevölkerungsgruppen des Berliner Charité-Zugangs, für welche, wie man dieselben sich auch constituirt denken möge, die Charité aus gleichen Gründen keinen Maafsstab geben kann, sei noch Folgendes bemerkt.

In der ersten Gruppe haben die Hospitäler und Waisenhäuser selbstredend, die Gewerksverbände, weil sie nur die Mitglieder dieser Verbände, insofern dieselben nicht syphilitisch sind, enthalten, keinen Antheil an dem syphilitischen Contingent. Von den städtischen Armenärzten werden notorisch sehr wenig Syphilitische nach der Charité geschickt.

Von der dritten Gruppe, den auf eigene Meldung Aufgenommenen, enthalten die drei Fünftel, welche auf städtische Rechnung fallen, etwa ein Drittel sämmtlicher Syphilitischen der Charité. Dieses Drittel besteht zur Hälfte aus Gesellen, zur Hälfte aus andern Personen, die sich in einer ausnahmsweise hilflosen Lage befinden. — Die übrigen zwei Fünftel, gröfstentheils Dienstboten, welche auf Kosten ihrer Herrschaft verpflegt werden, enthalten gewifs nur einen unverhältnifsmäfsig kleinen Theil der Syphilischen dieser Klasse.

Es verbleibt noch allein die Polizei-Gruppe; dieselbe schliefst, wie schon bemerkt, den Vergleich mit der Gesammtbevölkerung oder einer einzelnen Klasse derselben aus; sie wird einer desto genauern Berücksichtigung werth sein, wenn *der Erörterung des syphilitischen Contingents der Charité die Charité-Bevölkerung als ein für sich bestehendes Ganze, als eine besondere, selbstständige Einheit zu Grunde gelegt wird.*

Nach der gegebenen Analyse der Charité-Bevölkerung bedarf es keines Beweises weiter, dafs diese Grundlage die ausschliefslich gültige ist, und *wir versuchen demnach, auf derselben die Bedeutung des Syphiliscontingents der Charité innerhalb der Charité-Bevölkerung zu bestimmen.* Freilich sind auch hier die Daten nur mangelhaft, besonders bedauerlich ist für die vorliegende Frage, dafs in dem allgemeinen Berliner Zugang die *Geschlechter nicht* unterschieden sind.

Steht die Vermehrung oder Verminderung des Syphilis-Contingents der Charité mit dem Mehr oder Minder der Prozentantheile der einzelnen Gruppen an dem Gesammtzugange in einem bestimmten und deshalb etwa ursächlichen Verhältnisse?

Selbstverständlich mufs ein solcher Vergleich, um die etwaige Wirkung ganz unwesentlicher Zufälligkeiten möglichst auszuschliefsen, auf die Resultate gröfserer Zeitabschnitte basirt werden. Wir lassen deshalb hier eine Recapitulation des Berliner Gesammtzuganges und des Berliner syphilitischen Zuganges in sechs dreijährigen Perioden folgen.

Recapitulation.

1.	2.	3.	4.	5.	6.	7.	8.	9.	10.	11.	12.	13.
In den Jahren.	Vom Berliner Zugang gehörten zur				Vom Berliner Zugang waren syphilitisch			Der Berliner Zugang wurde zusammengesetzt aus Prozentantheilen der				Von je 100 des Berliner Zugangs waren syphilitisch.
	I. Gruppe.	II. Gruppe.	III. Gruppe.	in Summa.	Männer.	Weiber.	in Summa.	I. Gr.	II. Gr.	III. Gr.	II. u. III. Gr. zusammen.	
1834, 35, 36.	7,010	4,825	4,127	15,962	920	1,165	2,085	43,9	30,2	25,9	56,1	13,1
1837, 38, 39.	10,049	5,937	7,026	23,012	1,617	1,733	3,350	43,7	25,3	30,5	56,3	14,6
1840, 41, 42.	10,883	5,809	8,387	25,079	2,153	1,962	4,115	43,4	23,2	33,4	56,6	16,4
1843, 44, 45.	10,923	5,036	8,044	24,003	1,955	1,569	3,524	45,5	21,0	33,5	54,5	14,7
1846, 47, 48.	11,368	5,312	8,900	25,580	2,549	1,996	4,545	44,4	20,8	34,8	55,6	17,7
1849, 50, 51.	9,837	3,896	7,247	20,980	1,664	1,928	3,592	46,9	18,6	34,6	53,1	17,1
1834—1851.	60,070	30,815	43,731	134,616	10,858	10,353	21,211	44,6	23,0	32,4	55,4	15,6

Wenn wir eine approximative Vertheilung des Syphilis-Contingents auf die einzelnen Gruppen versuchen wollen, wird es angemessen sein, vorher zu untersuchen, ob die qualitative Bedeutung derselben während der 18 Jahre sich gleich geblieben ist. Eine Vergleichung der Prozentverhältnisse jeder einzelnen Gruppe für sich ergiebt folgende Resultate: Die erste Gruppe, bei weitem die gröfste, zeigt durchgängig ein so constantes Verhältnifs, dafs ihr Charakter während des ganzen Zeitraumes sich gleich geblieben sein mufs. Die zweite oder Polizei-Gruppe, an und für sich die kleinste, zeigt, bei einem Vergleich der ersten mit der letzten Periode, eine Differenz von minus 12. Wenn diese Verminderung, was wohl Niemand behaupten wird, nicht einer entsprechenden Verbesserung der socialen Zustände Berlins zugeschrieben werden kann, so beruht sie offenbar nur auf veränderten polizeilichen Verwaltungs-Grundsätzen. Für diese Behauptung sprechen auch die Prozentverhältnisse der dritten Gruppe. Dieselbe zeigt, die letzte Periode mit der ersten verglichen, eine Steigerung von circa 9. Vergleicht man die Ergebnisse der 2ten und 3ten Gruppe, so findet man, dafs die constante Verminderung der Polizei-Gruppe in der verhältnifsmäfsigen Steigerung der 3ten Gruppe ihren Ersatz findet. Eine unzweifelhafte positive Erklärung dieses Verhältnisses möchte heut selbst den beiden betheiligten Behörden, dem Polizeipräsidio und der Armendirection, schwer fallen. Jedenfalls scheint es hiernach unzweifelhaft, dafs diese beiden Gruppen in ihrem socialen Charakter sehr nahe verwandt sind und, zumal vom Standpunkte der öffentlichen Gesundheitspflege aus betrachtet, zusammen gehören. Diese Zusammengehörigkeit haben wir durch die Combination der Prozentverhältnisse der 2ten und 3ten Gruppe in der 12ten Colonne der obigen Recapitulation ausdrücken wollen. Vergleicht man hiernach, wegen des in dem längeren Zeitraum variirenden Charakters dieser Gruppen, die Prozentverhältnisse der einzelnen Perioden mit den resp. vorangehenden oder nachfolgenden Perioden, so findet man, dafs die Zahl der Syphilitischen in der Charité sich in gradem Verhältnifs zu den Summen der 2ten und 3ten Gruppe und im umgekehrten Verhältnifs zu den Summen der ersten Gruppe vermehrt und vermindert hat. Dieses Resultat ist jedenfalls geeignet die vorzugsweise sanitätspolizeiliche Bedeutung der 2ten und 3ten Gruppe hervorzuheben. Indem wir allgemein auf die absoluten Zahlen hinweisen, unterlassen wir eine Erörterung der einzelnen Jahrgänge, da wir in solchen kurzen Perioden eine hinreichende Grundlage für statistische Resultate nicht anzuerkennen vermögen. Nur angedeutet sei der Umstand, dafs die erhebliche Vermehrung der Syphilis in den Jahren 1846, 1847, 1848 und 1849 *) (also in einem Zeitraum, wo sich der gleichmäfsige sociale Charakter der einzelnen Gruppen voraussetzen läfst,) mit einer entsprechenden Vermehrung der Polizei-Gruppe, die in den absoluten Zahlen sehr auffallend sich darstellt, zusammenfällt.

b. Die Summe der Weiber, welche während der polizeilichen Ueberwachung der Prostitution durch die controlirenden Wundärzte nach der Charité geschickt wurden (Tab. II. col. 4, d.) beträgt in der 1sten Periode 1034, in der 2ten 1302, in der 3ten 1084, in der 4ten 589, in der 5ten 0, in der 6ten 155. Vorausgesetzt, dafs diefe Weiber mehr oder weniger ausschliefslich zu den Syphilitischen gehörten, so ergiebt sich, dafs, ohngeachtet die angeführten Summen das Contingent der syphilitischen Weiber in den entsprechenden Perioden fast erschöpfen, einmal, dafs das numerische Uebergewicht der syphilitischen Männer in der 3ten Periode, ohngeachtet der 1084 controlirten Frauen, nicht verhindert worden ist, zum andern, dafs in der 5ten und wohl auch in der 6ten Periode, obwohl diese Controle der Polizei, direct wenigstens, nicht wirksam war, das Contingent der syphilitischen Weiber eine bemerkenswerthe Verminderung eben nicht darbietet. Ob in den beiden letzten controlefreien Perioden die frühere sanitätspolizeiliche Controle durch eine indirekte polizeiliche Thätigkeit ausgeglichen wurde, oder ob mehr syphilitische Weiber durch eigene Meldung nach der Charité geführt wurden, läfst sich nicht bestimmen, jedenfalls aber ist die Wirksamkeit der direkten Controle der Prostitution selbst in dem syphi-

*) Es sind für das Jahr 1849, 197 syphilitische Weiber wegen mangelnden Raumes in der Charité anderweitig untergebracht worden, diese hinzugerechnet erhöhen die Prozentverhältnisse von 1849 in der Polizei-Gruppe auf 20,3, der Syphilitischen auf 19,8.

litischen Contingent der Weiber in der Charité durchaus nicht sichtbar geworden.

c. Im 18 jährigen Durchschnitt waren von dem allgemeinen Berliner Zugang 15,6 Prozent syphilitisch. Die Abweichungen betragen wenig über 2 Prozent, sind also im Ganzen unerheblich. In jedem Falle war demnach schon circa das sechste Individuum im Berliner Zugang syphilitisch und, wenn man diejenigen Kategorien der Charité-Bevölkerung, welche erweislich mit der Syphilis nichts zu thun haben, in Abrechnung bringt, vielleicht schon das dritte. Dieses völlig abnorme Faktum, welches für die ausnahmsweise Beschaffenheit der Charité-Bevölkerung ein gewifs unwiderleglicher Beweis ist, findet eben darin seine Erklärung, dafs in dem Syphilis-Contingent der Charité vorzugsweise diejenigen Syphilitischen enthalten sind, die entweder durch Noth oder durch bösen Willen die öffentliche Gesundheit gefährden und deren Heilung daher im Interesse des Gemeinwohls nothwendig erscheint. Aus dieser fast ausschliefslich sanitätspolizeilichen Bedeutung der Syphilis in der Charité ergiebt sich auch allein der richtige Gesichtspunkt, welcher für die Behörde der öffentlichen Gesundheitspflege Berlins von entscheidender Bedeutung sein mufs, ein Gesichtspunkt, welcher der bis jetzt maafsgebenden Ansicht vollständig widerspricht. Ist nämlich das Syphilis-Contingent der Charité ein abnormes, so ist in der Vermehrung desselben für die Zunahme der Syphilis in Berlin überhaupt kein Beweis gegeben; anderseits ist die Verminderung der Syphilitischen in der Charité, da eine plötzliche und auffallende Abnahme derselben innerhalb einer ganzen Bevölkerung durchaus nicht angenommen werden kann, sogar geeignet, den Verdacht einer gröfseren, durch mangelnde sanitätspolizeiliche Wirksamkeit verschuldeten Gefahr der öffentlichen Gesundheit zu erregen.

Hätte die vorliegende Frage ein blofs wissenschaftliches Interesse, so könnten wir die Untersuchungen von Behrend und Quincke, da dieselben auf der falschen Grundlage der Charitézahlen basirt sind, füglich auf sich beruhen lassen. Weil indefs dieser Irrthum, bei der praktischen Entscheidung der Frage, gefährlich und gewifs auch von Einflufs gewesen ist, so wird eine kurze Erörterung derselben hier an der Stelle sein.

1. *Das Verhältnifs der Charité zu den syphilitischen Erkrankungen in der Stadt erläutert* *Quincke* in wenigen Zeilen dahin: „dafs bisher die Charité die einzige (!) öf„fentliche Kranken-Anstalt war, in der syphilitische Kranke vom „Civil aufgenommen und behandelt wurden, auf welche daher alle „Individuen angewiesen waren, die durch Polizeimafsregeln oder „ihre eigene Lage gezwungen werden, aufserhalb ihrer Wohnung „Heilung von solchen Uebeln zu suchen;" hiermit ist allerdings die Gesammtbevölkerung der Charité und insbesondere der syphilitische Theil derselben im Ganzen erschöpfend dargestellt. Nun aber fährt *Quincke* fort: „Es ist dies grade *derjenige Theil*(!) „der Bevölkerung, welcher der syphilitischen Ansteckung am mei„sten ausgesetzt und dabei am häufigsten genöthigt ist, das Uebel „zu vernachlässigen, besonders unverheirathete Personen beider „Geschlechter aus den ärmern und geringeren Klassen, Gesellen, „Lehr- und Handwerksburschen, Nätherinnen, Dienstboten, sowie „diejenigen weiblichen Individuen, welche aus der Liederlichkeit „ein Gewerbe machen und daher von der Polizei besonders be„obachtet und verfolgt werden, endlich alle wegen Vergehen und „Verbrechen inhaftirte Personen." *Dafs dieser Theil grade der vorzugsweise syphilitische innerhalb der Berliner Bevölkerung sei*, ist zunächst eine Behauptung, für die *Quincke* den Beweis vollständig schuldig geblieben. Anderseits vergifst *Quincke*, dafs von den bezeichneten Klassen (mit Ausnahme vielleicht der Polizeigefangenen) nach seiner eigenen Voraussetzung die Charité nur in *Ausnahmefällen* in Anspruch genommen wird. *Quincke* durfte daher von dem Charité-Contingent dieser Klassen nicht einmal auf diese Klassen selbst, noch viel weniger auf die Gesammtbevölkerung Berlins, wie er es gethan, schliefsen. Wollte man nun übrigens die Syphilitischen der Charité als die wirklichen Repräsentanten der bezeichneten *Klassen* und *Stände* ansehen, so würde eben aus einem Vergleiche dieser Volksklassen mit ihren angeblichen Vertretern gefolgert werden müssen, dafs *eben dieser* nach *Quincke* (wenigstens rela-

tiv) vorzugsweise syphilitische Theil an und für sich nur selten syphilitisch sei

Als Resultate seiner Vergleichung der Syphilitischen der Charité mit den entsprechenden Geschlechtsklassen der gesammten Berliner Civilbevölkerung giebt Quincke folgendes:

Es kommt ein Syphilitischer

	auf männliche Einwohner überhaupt	auf unverheirathete männliche Einw. über 14 Jahr	auf weibliche Einwohner überhaupt	auf unverheirathete weibliche Einw. über 14 Jahr
1828	+292	+124	315	140
1831	352	148	+301	+136
1834	488	200	+267	+118
1837	351	154	+278	+124
1840	237	109	+206	+ 96
1843	285	129	+284	+129
1846	+283	+133	343	156
Im Durchschnitt:	341	143	+285	+126
1849 nach Quincke	373	184	+249	+111
1849 wirklich	(339)	155	+(235)	+(108)

Hiernach würde in der Regel die Syphilis unter dem weiblichen Geschlechte weit verbreiteter sein, als unter dem männlichen, nur ausnahmsweise erscheint letzteres einige Mal, überdies in Folge eines plötzlichen Wechsels und daher um so unerklärlicher, mehr belastet. Es sind demgemäfs diese Zahlen nicht einmal zu einer relativen Messung brauchbar, da sie überdiefs nicht die Durchschnittsergebnisse gröfserer Perioden, sondern nur die zufälligen Data einzelner Jahre sind, welche es, als Maafsstab für die Verbreitung der Syphilis in Berlin gewählt worden zu sein, dem gewifs unschuldigen Umstande verdanken, dafs sie die Jahre sind, in welchen die amtliche Zählung für das statistische Bureau stattfand. Quincke versucht aufserdem aus seinen Zahlen eine verhältnifsmäfsige Verminderung der Syphilis in Berlin zu deduciren und stützt sich dabei besonders auf diejenigen Facits, welche die Verbreitung der Syphilis unter den unverheiratheten über 14 Jahr alten Personen beider Geschlechter andeuten sollen, aus deren Mitte insbesondere die Syphilitischen hervorgingen. Quincke's Zahlen selbst aber sprechen nichts weniger, als entschieden für seine Behauptung, ja sogar, betrachtet man das Jahr 1849 als das Endresultat, besonders im weiblichen Geschlecht, gegen dieselbe. Dieses Resultat ist in Wirklichkeit ungünstiger, als es Quincke darstellt, da er für 1849 nicht, wie bei den übrigen, die Militair-Bevölkerung abgezogen hat, ein Rechnungsfehler, den wir, behufs der richtigen Vergleichung, verbessert haben.

2. In der Behrendschen Denkschrift haben wir aufser den oben in der Anmerkung gegebenen Charitézahlen keine Thatsachen gefunden, welche sich auf die Verbreitung der Syphilis unter der Berliner Bevölkerung beziehen; das Verhältnifs der Bevölkerung zu diesen Summen hat Behrend vollständig ignorirt, obgleich dieser Gesichtspunkt in der bereits 1848 erschienenen Arbeit von Quincke mit vollem Rechte als ein überaus wichtiger hervorgehoben worden war und von Behrend um so mehr gewürdigt werden mufste, als er auf Grund der Charitézahlen grade das Gegentheil von Quincke zu beweisen versucht. Eine Beweisführung, wie sie Behrend, gestützt auf die zufälligen Ergebnisse eines Jahres, für die Vermehrung der Syphilis in Folge der z. B. 1839 aufgehobenen polizeilichen Ueberwachung einiger bisher controllirter Weiber versucht, ist ganz und gar unzulässig. Wenn Behrend, ohngeachtet des gewifs sehr ernsten Willens, die Wahrheit zu finden, dennoch, und zwar offenbar durch die Tendenz, überall die ungünstigen Folgen der aufgehobenen polizeilichen Ueberwachung darzulegen, das Ziel verfehlt hat, so hat sich Quincke in dem Versuche, einen Zusammenhang zwischen den Sitten und Ereignissen des Volkslebens und dem plus oder minus der Syphilitischen der Charité darzulegen, einige eben so auffallende Irrthümer zu Schulden kommen lassen. Aus dem Durchschnitt von 20 Jahren ergiebt sich nach Quincke's Tabellen, dafs der Monat August die meisten syphilitischen Weiber hatte; diefs bezieht Quincke auf den Einflufs des Berliner Volksfestes, des Stralauer Fischzuges. Da dasselbe aber, wie allbekannt, am 24sten August stattfindet, so müfsten die syphilitischen Weiber im August vorzugsweise etwa am 31sten sich in der Charité präsentirt haben, was vermuthlich nicht der Fall war! Für die Vermehrung des syphilitischen Contingents der Charité im Jahre 1848 hält Quincke „als unleugbare Ursachen die erhöhte

Zuchtlosigkeit, welche während des Jahres 1848 auch in sittlicher Beziehung herrschte, und bei jedem Gange über die Strafsen oder an zahlreich besuchte öffentliche Orte in die Augen fiel, und eine gröfsere Ausbreitung der Syphilis im Allgemeinen und daher eine Vermehrung derjenigen nothwendig nach sich ziehen mufste, welche im Hospitale Hilfe suchten." Nun haben aber (cf. die von Quincke gegebenen Monats-Tabellen) Januar und December, also grade die unbedingten Ordnungsmonate des Jahres 1848 in der Syphilis bei weitem den Vorrang vor allen übrigen, nach ihnen wetteifern (aufser dem Juli) unter andern um die nächste Stelle der anarchische Oktober und der ruhige November!!

Wir dürfen dies Kapitel nicht schliefsen, ohne die Pflicht der Kritik, deren Recht wir an anderen geübt, gegen uns selbst zu wenden. Wir bekennen ohne Umschweife, die Bedeutung der Syphilitischen in der Charité früher verkannt zu haben und in Folge dessen in dem, der Commission für Sittenpolizei abgestatteten, Gutachten zu irrthümlichen Folgerungen verleitet worden zu sein. Die Einsicht dieses Irrthums ist uns durch eine genauere Nachweisung, welche Quincke über die syphilitischen Inwohner der Charité gegeben, ermöglicht worden; gern erfüllen wir grade an dieser Stelle gegen ihn die Pflicht der Dankbarkeit. — Bei der Abgabe unseres Gutachtens an die Kommission für Sittenpolizei waren wir ausdrücklich auf Beantwortung der Frage hingewiesen: „ob die anderseits behauptete Verminderung der Syphilitischen in der Charité etwa in dem Umstande ihren Ursprung habe, dafs unser Verein seinen Genufsberechtigten, fast ausschliefslich Gesellen und Arbeitern, auch im Falle der syphilitischen Erkrankung kostenfrei ärztliche Hilfe und Arzenei gewähre" — ein Vortheil, dessen Entbehrung bei den früheren Einrichtungen der betreffenden Krankenkassen viele Gesellen und Arbeiter behufs der Heilung syphilitischer Uebel nach der Charité geführt haben möge. Die Thatsache, dafs im Verein während 20 Monate (bei einem Durchschnitt von circa 7000 Genufsberechtigten) circa 1000 Individuen an syphilitischen Uebeln behandelt und von denselben nur 32 nach der Charité befördert waren, schien uns, zumal aus andern (amtlichen) Notizen geschlossen werden konnte, daſs das Syphiliscontingent in der Charité insbesondere durch einen verminderten Zugang syphilitischer Gesellen kleiner geworden sei, ein genügender Grund zur Bejahung der obigen Frage. Quincke hat nun auf Grund statistischer Data unzweifelhaft bewiesen, daſs dieser behauptete Einfluss der Vereinswirksamkeit auf das syphilitische Contingent der Charité ein illusorischer ist, da der verminderte Zugang an syphilitischen Individuen alle Gesellschaften, ohne Unterschied ob sie dem Verein angehören oder nicht, in gleichem Verhältnisse trifft. — Und doch sind diese Tausend Syphilitischen grade aus einem Lebenskreise, dem, wenigstens nach Quincke's Voraussetzung, das Syphiliscontingent der Charité vorzugsweise seinen Inhalt verdanken soll! In Wirklichkeit aber gehören jene Tausend Individuen einem bestimmten, normalen Lebenskreise an, sie fallen, so beengt ihre sociale Lage auch sein mag, weder in die Polizei-Gruppe, noch unter diejenigen, welche die äuſserste Hilflosigkeit nach der Charité führt, — um sich dort von Syphilis heilen zu lassen, — und daher figuriren sie eben nicht im syphilitischen Contingent der Charité! Es ist, wenn es noch weiterer Beläge bedürfte, eben in diesem von Quincke nachgewiesenen Verhältnisse deutlich ausgedrückt, in welch hohem Grade die Syphilitischen der Charité sich in einer ausnahmsweisen, den regelmäſsigen Lebenskreisen der Bevölkerung entgegengesetzten Lage befinden. Unsere Tabellen drücken diesen Gegensatz sehr verständlich aus: In den 30 Monaten vom Juli 1849 bis December 1851 empfing die Charité von der Berliner Gesammtbevölkerung 1337 syphilitische Männer, während im Gesundheitspflege-Verein in derselben Zeit bei einem Durchschnitt von noch nicht 8000 Mitgliedern 1435 Individuen, also 100 mehr als in der Charité an syphilitischen Uebeln behandelt worden sind. Die Bedeutung der syphilitischen Praxis innerhalb des Vereins wird ihre Stelle finden, wenn es sich darum handelt, die muthmaſsliche Verbreitung der Syphilis mittelst eines gültigen Maaſsstabes zu messen, denn wir halten eine Messung, trotz der entgegenstehenden Aeuſserung, nicht für unnöthig*). Hier kam es darauf an, die allerdings noch gröſsere Gefahr zu bekämpfen, welche

*) Cf. Medizinische Zeitung 1851. No. 13. S. 63.

der öffentlichen Gesundheit erwachsen mufs, wenn die Vermehrung und Verminderung der Syphilis aus einem gradezu falschen Gesichtspunkte beurtheilt und demgemäfs die Behörde der öffentlichen Gesundheitspflege zu zweckwidrigen Mafsregeln bestimmt wird. Wir glauben deshalb auch, wenigstens von sachverständigen Freunden der öffentlichen Gesundheitspflege, den Vorwurf nicht fürchten zu dürfen, als hätten wir auf das Charité-Verhältnifs ein ungebührliches Gewicht gelegt. Um jeden Zweifel zu beseitigen, möge uns schliefslich eine Autorität wie Parent-Duchatelet bezeugen, dafs jener Gesichtspunkt, den wir bekämpft, ein falscher und darum auch die Gefahr, von der wir gesprochen, keine eingebildete sei. Nach Parent-Duchatelet*) ist es eine Thatsache, welche durch die Erfahrung allgemein feststeht, dafs die Syphilis, soweit sie in der Prostitution ihre Quelle findet, grade in den Zeiten des materiellen Ueberflusses, der reichlichen Arbeit, des gesteigerten Wohlstandes in einer erschreckenden Progression wächst, während Mangel, Arbeitslosigkeit, Nothstand ihre Ausbreitung (wahrscheinlich wenigstens) hemmen. Wenn nicht bestritten werden kann, dafs der Zugang in die Krankenhäuser unter denselben Einflüssen grade in entgegengesetzten Verhältnissen stattfindet, und wenn für unser Charité-Krankenhaus hier grade nicht eine Ausnahme statuirt werden soll, so ergiebt sich die Anwendung von selbst; — wir kommen auf dieselbe bei der Hauptfrage, wie die Syphilis in Berlin zu beschränken sei, zurück. Zunächst bleibt uns noch die Vorfrage — welche Verbreitung hat die Syphilis in der regelmäfsigen Bevölkerung Berlins? —

Eine richtige Antwort auf diese Frage wäre gewifs von sehr grofsem Nutzen, denn sie würde den Mafsregeln gegen die Krankheit sowohl als gegen ihre eigentliche Quelle einen bestimmten Anhaltspunkt darbieten und somit ihren praktischen Erfolg möglichst sichern; anderseits würde man auch ermessen können, in wie weit die oft ganz entgegengesetzt geschilderten Gefahren — für Gesundheit und Sittlichkeit — wirkliche, oder nur eingebildete sind. Auf kürzestem Wege würde zu einem sichern Resultate eine

*) De la prostitution de la ville de Paris. Brüsseler Ausgabe pag. 223.

allgemeine und direkte Zählung führen; eine solche ist auch in der officiellen Berichterstattung, welche die Polizeibehörde von den praktischen Aerzten Berlins eine Zeit lang forderte, versucht worden. Leider ist dieser, — gleichviel durch wessen Schuld — mifslungene Versuch nur insofern bemerkenswerth, als er beweist, dafs die Behörde auf die Beantwortung obiger Frage ein Gewicht legt. Wir versuchen diese Schätzung in Ermangelung anderer Data nach den im Gesundheitspflegevereine während 30 Monate gesammelten Erfahrungen: dieselben sind in der summarischen Uebersicht unserer dritten Tabelle, nach fünf Halbjahren specieller dargestellt, enthalten. Die hier folgenden Ergebnisse, an die wir die etwa nothwendigen Erläuterungen der besondern Vereinsverhältnisse unmittelbar anknüpfen werden, sind die allgemeinen Durchschnittsresultate; aus denselben wird sich zugleich ergeben müssen, ob und in wie weit dieselben einer Schätzung der syphilitischen Erkrankungen innerhalb der Berliner Gesammtbevölkerung zu Grunde gelegt werden dürfen.

a. Die Durchschnittszahl der Mitglieder während der 30 Monate gleicht ungefähr der wirklichen Mitgliederzahl im 3ten Vereinshalbjahr; in den beiden letzten Halbjahren ist die Mitgliederzahl fast doppelt so grofs, als in den beiden ersten. — In der Mitgliederzahl der einzelnen Halbjahre, und somit auch in der Durchschnittszahl ist derjenige Personenwechsel, welcher durch Zu- und Abzug bewirkt wurde, nicht ausgedrückt. Derselbe verursacht in einzelnen grofsen und kleinen Genossenschaften (Maschinenbauer, Seidenwirker, Kattundrucker, Unmittelbare etc.) fast gar keine Veränderungen; erheblicher sind dieselben bei den Schneidern, Schuhmachern und einigen kleinern Genossenschaften. Im Ganzen möchte die Bewegung innerhalb der Genufsberechtigten des Vereins derjenigen entsprechen, welche in der Gesammtbevölkerung überhaupt stattfindet (vergl. die Anmerkung S. 10).

b. Bei der Zahl der Kranken ist der jeweilige Bestand, welcher am Ende eines Halbjahrs verblieben war, ausdrücklich ausgeschlossen und nur der Zugang an neuerkrankten Individuen pro Semester gerechnet worden. Die Gesammtsumme der Kranken während der 30 Monate ist circa doppelt so grofs als die Durchschnittszahl der Mitglieder, das heifst, jedes Mitglied ist während dieser 30 Monate ungefähr zweimal erkrankt. — Die Häufigkeit der Erkrankung in den einzelnen Halbjahren variirte in der Art, dafs von der Mitgliederzahl des Isten Vereins-Semesters circa 39 %, des IIten 38 %, des IIIten 45 %, des IVten 43 %, des Vten 41 % erkrankten.

c. Die absoluten Zahlen der Syphilitischen zeigten in allen fünf Halbjahren, ohngeachtet der bedeutenden Veränderungen in der Zahl der Kranken und Mitglieder, sehr unerhebliche Differenzen, dieselben weichen von der halbjährigen Durchschnittszahl (287) nur wenig ab. — Es waren von allen Kranken nicht ganz 9 Prozent oder der 10te—11te Theil syphilitisch. In den einzelnen Halbjahren ist dies Prozentverhältnifs natürlich um so gröfser, je kleiner der jeweilige Zugang an Kranken überhaupt war, und daher nur geeignet, die relative Bedeutung der Syphilitischen in der Krankenpflege des Vereins darzustellen.

Von der Zahl der Mitglieder waren überhaupt während der 30 Monate etwas über 18 Prozent, und im halbjährigen Durchschnitt nahe an 4 Prozent syphilitisch. Ein Vergleich der einzelnen Halbjahre mit einander ergiebt eine constante Verminderung des Prozentverhältnisses der syphilitischen Mitglieder; dasselbe beträgt im letzten Halbjahr nur die Hälfte vom ersten Halbjahre.

Die Unterscheidung der drei Hauptformen der syphilitischen Krankheit, so wie des Alters und Eheverhältnisses ist erst seit dem 3ten, resp. 5ten Vereins-Halbjahre in die Berichte des Comités aufgenommen worden. Diese Data sind deshalb, soweit dies möglich war, nachträglich aus den ärztlichen Journalen ermittelt worden und umfassen 1188 Syphilitische, also 247 weniger, als im Vereine an Syphilis überhaupt behandelt worden sind. Aus der summarischen Uebersicht dieser 1188 (Tab. III. B.) ergeben sich folgende Data: Es waren von 1188 Syphilitischen

verheirathet circa 8 %, unverheirathet circa 92 %;

im Alter bis 20 Jahr circa 5 %, von 20—30 Jahr circa 75 %, von 30—40 Jahr über 18 %, über 40 Jahr fast 2 %.

Es kamen auf primäre Syphilis circa 20 %, auf sekundäre Syphilis etwas über 10 %, auf venerische Blennorrhagien gegen 70 %.

Die absoluten Zahlen der Syphilitischen bleiben auch (per Semester verglichen) in den einzelnen Genossenschaften fast unverändert; selbstverständlich sind hier diejenigen Halbjahre auszuschliefsen, in welchen die betreffenden Genossenschaften dem Vereine nur für einige Monate angehörten. Die Häufigkeit der Syphilis in den einzelnen Genossenschaften richtet sich — abgesehen von der Gröfse der Mitgliederzahl — genau nach dem Eheverhältnifs; sie wird um so seltener, je mehr verheirathete Mitglieder einer Genossenschaft angehören. Besonders deutlich stellt sich dies dar in einem Vergleiche solcher Genossenschaften, welche dem Vereine während eines gleichlangen Zeitraums mit einer gleichgrofsen Mitgliederzahl angehörten, im Eheverhältnifs aber einander grade entgegengesetzt sind, z. B. der fast ausschliefslich verheiratheten Seidenwirker, Droschkenkutscher und Kattundrucker mit den meist unverheiratheten Schuhmachern, Buchbindern, Goldarbeitern und Buchdruckern. Von diesem Verhältnisse ist die verhältnifsmäfsige Verminderung der Syphilitischen im Vereine bedingt. Dieselbe ist dadurch bewirkt, dafs mit der Vermehrung der Mitgliederzahl vom 2ten und besonders vom 3ten Vereins-Semester ab eine unverhältnifsmäfsige Steigerung der verheiratheten Vereinsmitglieder stattfand; dieselbe hängt fast ausschliefslich mit dem Anschlufs der, etwa zu fünf Sechstheilen verheiratheten, Maschinenbauer an den Verein zusammen; die Zahl derselben ist nach Ausweis der veröffentlichten Berichte während 14 Monate, in steter Progression, von circa 2000 auf circa 4000 gestiegen, und entsprechend dieser Steigerung ist eine constante Verminderung des Prozentverhältnisses der Syphilitischen eingetreten.

Bei dem grofsen, fast gegensätzlichen Unterschiede in der Verbreitung der Syphilis unter Verheiratheten und Unverheiratheten wäre zur genauern Feststellung der verhältnifsmäfsigen Verbreitung, so wie der fraglichen Verminderung der Syphilis im Vereine eine genaue, durch die fünf Halbjahre fortlaufende Unterscheidung, sowohl der Mitglieder als der Syphilitischen nach dem Eheverhältnisse erforderlich; eine nachträgliche Ermittelung kann zu keinem zuverlässigen Resultate führen. Im Allgemeinen jedoch ist das Eheverhältnifs der Vereins-Bevölkerung, nach dem Charakter der einzelnen Genossenschaften beurtheilt, in Summa der ganzen 30 Monate dem der männlichen Bevölkerung Berlins, insoweit sie hier in Betracht kommt, ziemlich gleich, wie die über das Eheverhältnifs der letzteren weiter unten beigebrachten amtlichen Data nachweisen. In Bezug auf den Verein sei hier bemerkt, dafs die Seidenwirker, Droschkenkutscher, Kattundrucker fast ausschliefslich, die Maschinenbauer etwa zu fünf Sechstel verheirathet — die Schuhmacher und Schneider gröfstentheils unverheirathet sind; unter den kleinern Genossenschaften ist das Verhältnifs gleichfalls ein getheiltes; ausschliefslich aus Unverheiratheten besteht keine einzige. Im Ganzen werden also Verheirathete und Unverheirathete im Vereine etwa in gleichem Verhältnisse vorhanden sein. Diese Annahme beruht theils auf direkter, praktischer Erfahrung, theils auf Ermittelung des Eheverhältnisses bei 6000 Kranken ohne Unterschied der Krankheitsart aus den ärztlichen Journalen. Wir können somit die wirklich gezählten Daten über die Syphilis im Vereine sehr wohl als Maafsstab für die Verbreitung unter der männlichen Bevölkerung Berlins überhaupt benutzen; bevor wir jedoch nach den, über das Ehe- und Altersverhältnifs derselben vorhandenen, amtlichen Daten den beabsichtigten Vergleich anstellen, wollen wir noch den Einwand erörtern, welchen man gegen denselben aus dem socialen Charackter der Vereinsmitglieder, welche ausschliefslich Arbeiter und Gesellen sind, also den ärmeren Klassen angehören, erheben möchte, um so mehr, weil, wie oben bemerkt, dem bisherigen Urtheile über die Verbreitung der Syphilis in Berlin die Voraussetzung unterlegt ist, dafs diese Klassen der syphilitischen Ansteckung vorzugsweise ausgesetzt seien. Eine thatsächliche Begründung dieser willkührlichen Voraussetzung würde um so nothwendiger sein, als es, wie Rosenbaum in seiner Geschichte der Lustseuche (pag. 279) sehr richtig bemerkt, durch die Erfahrung allgemein feststeht, „dafs die Verwilderung der Sitten zu keiner Zeit vom gemeinen Manne ausgegangen ist." Speciell für Berlin des Gegentheil für wahr zu halten, ist irgend welche Ursache nicht vorhanden; die wenigen statistischen Data, welche wir besitzen, sprechen keineswegs zum Nachtheil der ärmeren Klassen. „Die Krankenanstalt zur Aufnahme für zahlende Kranke aus den höheren Ständen" *) hatte 1838, 39 und 40 unter 415 überhaupt Behandelten 103 Syphilitische, also grade den vierten Theil. „Im Jahre 1841" wird wörtlich hinzugefügt, „hat sich die Zahl der Syphilitischen auffallend vergröfsert, indem in den ersten 8 Monaten bereits 51 männliche und 6 weibliche in Behandlung waren." Es ist also, beiläufig bemerkt, die Voraussetzung Quincke's, als ob die Charité die einzige Heilanstalt in Berlin gewesen, in der Syphilitische vom Civil aufgenommen wurden, gleichfalls nicht begründet. Wir sind weit entfernt, auf Grund dieser wenigen Data die gröfsere Belastung der höhern Stände zu behaupten: nur scheint, so lange nicht der Beweis des Gegentheils geführt ist, die Gleichheit der Stände vor der Syphilis unzweifelhaft; und möchte auch schwerlich, selbst durch eine Revision der syphilitischen Akta, aufgehoben werden können. Welchen Theil der männlichen Civilbevölkerung Berlins der im Verein vertretene Stand der Gesellen und Arbeiter bildet, werden wir alsbald in bestimmten Daten darlegen: — zuerst versuchen wir den allgemeinen Vergleich ohne Unterschied der Stände, unter Leitung der Gesichtspunkte, deren besondere Bedeutung als unzweifelhaft zugegeben werden mufs.

Es bestand die männliche Civil-Bevölkerung Berlins im Jahre 1849 aus folgenden Altersklassen: **)

1.	Kinder bis zum vollendeten 14ten Jahre				58,386
2.	Personen vom Anfange des	14ten	bis zum vollendeten	16ten Jahre	7,752
3.	- - - -	17ten	- - -	19ten -	13,737
4.	- - - -	20sten	- - -	24sten -	23,296
5.	- - - -	25sten	- - -	32sten -	35,182
6.	- - - -	33sten	- - -	39sten -	21,642
7.	- - - -	40sten	- - -	45sten -	13,919
8.	- - - -	46sten	- - -	60sten -	19,883
9.	Ueber-Sechszigjährige				7,113
				Ist in Summa	200,910
	Nach Abrechnung der 3 ersten Altersklassen				79,875
	verbleibt für die 5 folgenden vom 20sten Jahre aufwärts				121,035.

*) Wollheim Versuch einer medicinischen Topographie und Statistik von Berlin. Berlin 1844 pag. 228 et seqq.

**) Tabellen und amtliche Mittheilungen über den preussischen Staat für das Jahr 1849. Berlin 1851. I. S. 68.

Es waren aber von der Civilbevölkerung 50,899 Männer verheirathet, oder die männliche Civilbevölkerung vom 20sten Jahre ab war circa zu zwei Fünfteln verheirathet, zu drei Fünfteln nicht verheirathet: — es ist also das Eheverhältnifs der Vereinsbevölkerung ungefähr dasselbe, welches in dem hier in Betracht kommenden Theile der männlichen Civilbevölkerung vorhanden ist. Diese hat sich von 1849 bis Ende 1851 um 20,000 vermehrt und der Antheil der Ueber-20jährigen ist demgemäfs gegenwärtig (vgl. die Prozentverhältnisse der Alters- und Geschlechts-Klassen in der ersten Tabelle) mindestens auf 130,000 anzunehmen. Bestimmen wir die Verbreitung der Syphilis unter denselben nach dem Durchschnittsresultate der fünf Vereinshalbjahre, also voraussetzend, dafs von den 130,000 Männern gleichfalls im Durchschnitt jährlich circa 8 Prozent an syphilitischen Uebeln erkranken werden, so ergiebt sich, dafs innerhalb eines Jahres circa 10,400 syphilitische Erkrankungen unter der männlichen Civilbevölkerung vorkommen mögen. — Beschränkt man die Schätzung auf die Unverheiratheten, so würde, da alsdann auch für die Häufigkeit der Erkrankungen ein gröfseres Prozentverhältnifs vorausgesetzt werden müfste, dasselbe Resultat sich ergeben. Ebenso würde selbstverständlich, wenn man unsere Daten über die Alters-Verhältnisse der Syphilitischen zur Anwendung bringt, vorzugsweise die 4te, 5te und auch 6te Altersklasse belastet erscheinen (hierbei mufs bemerkt werden, dafs auch die in Rechnung gezogenen Altersklassen im Vereine verhältnifsmäfsig vertreten sind). — Diese Resultate rechnungsmäfsig darzulegen, ist eben so überflüssig, als es gleichgültig ist, dafs wir einmal die 3te Altersklasse der Berliner Civilbevölkerung ganz aufser Rechnung gelassen haben, obwohl sicherlich unter Personen männlichen Geschlechts auch vor dem 20sten Jahre in Berlin syphilitische Erkrankungen nicht gar selten beobachtet werden, und dafs anderseits der Durchschnitt von 8 Prozent, den wir der Schätzung überhaupt zum Grunde gelegt haben, vielleicht um einige Prozente erhöht werden müfste, wenn wir diejenigen syphilitischen Erkrankungen der Vereinsmitglieder, welche (aus verschiedenen Ursachen) nicht in vereinsärztliche Behandlung kommen, veranschlagt hätten. Wir heben diese Thatsachen hervor, weil in diesem, auf statistische

Data begründeten, Resultate jeder Fehler, so viel als möglich, ausgeschlossen werden mufs. Keineswegs aber legen wir dieser Schätzung einen andern Werth als denjenigen bei, dafs sie die nebelhafte, nur zu leicht und zu gern ins Unendliche strebende Vorstellung in einer bestimmten Weise begrenzt; die vorgeführten Data bieten der weitern Forschung einen thatsächlichen Anhaltspunkt, und wenn die dargelegten Gesichtspunkte, wie z. B. Alters- und Eheverhältnisse, auch gewifs nicht die mannigfachen, hier in Betracht kommenden Verhältnisse des wirklichen Lebens erschöpfen, so werden sie doch bei der Bestimmung der Verbreitung der Syphilis und ihrer Quellen als sehr wesentlich niemals zurückgewiesen werden können. — Halten wir indefs das gewonnene Resultat vorläufig fest, so verbleibt uns zunächst noch die Vertheilung der 10,400 syphilitischen Erkrankungsfälle nach den drei Hauptformen der syphilitischen Erkrankung. Es würden, dieselben zu 10,000 gerechnet, nach unseren Daten auf das primäre syphilitische Geschwür 2000, auf die sekundäre Syphilis 1000, auf die venerischen Blennorrhagien 7000 kommen. Diese Unterscheidung, das heute wohl nirgends mehr bezweifelte Resultat der wissenschaftlichen Forschungen der letzten 20 Jahre, das, in seinen mannigfachen Consequenzen immer mehr gewürdigt, eine hervorragende Stellung unter den wahrhaft wohlthätigen Entdeckungen finden wird, mufs ausdrücklich hervorgehoben werden, da nicht unmittelbar nach der Zahl der Erkrankungsfälle, sondern nach dem Resultate, welches diese Unterscheidung darbietet, die Gefahr zu ermessen ist, welche durch die Verbreitung der Syphilis der Gesundheit der Bevölkerung erwachsen kann oder wirklich erwächst. Wenn man — abgesehen von der Frage der Contagiosität und Erblichkeit — von den 10,000 Krankheitsfällen die 7000 in Abrechnung bringt, welche während ihres temporären Bestehens allerdings als eine erhebliche Lokal-Affektion zu betrachten sind, aber eine andauernde, selbst nur lokale Störung in der Gesundheit der unmittelbar Verletzten nur ausnahmsweise hervorrufen, — so verbleiben nur 2000 Fälle, welche als Träger des eigentlichen syphilitischen Giftes eine Vergiftung verursachen können, und 1000 Fälle, in welchen die Krankheitserscheinungen die wirklich erfolgte Vergiftung darlegen. Freilich ist es fraglich, ob die Vertheilung der drei Hauptformen unter 10 bis 12,000 Fällen der Berliner Bevölkerung dem Prozentverhältnisse entsprechen mag, das in 1188 Fällen der Vereinspraxis sich ergeben hat. Diese Frage kann nur durch vieljährige Beobachtungen in den verschiedensten Lebenskreisen der Bevölkerung beantwortet werden. Dieselbe wird zugleich unsre oben ausgesprochene Behauptung, dafs überhaupt die Verbreitung der syphilitischen Erkrankungen unter den verschiedenen Ständen keine verschiedene sei, bestätigen oder widerlegen. Da es sich hier indefs auch darum handelt, dem, auf unsere Daten gestützten, Urtheile über die Verbreitung der Syphilis in der Berliner Bevölkerung eine möglichst praktische Bedeutung zu geben, so wird es jedenfalls von Interesse sein, festzustellen, ein wie grofser Antheil an den 130,000 Männern, die wir in unsere Rechnung gezogen haben, derjenigen Bevölkerungsklasse zukommt, die ihrem socialen Charakter nach im Verein vertreten ist.

Nach der Zählung von 1846 *) waren in Berlin vorhanden — selbstständige Gewerbtreibende 23,622, — nicht selbstständige 104,137.

Die nicht selbstständigen Gewerbtreibenden männlichen Geschlechts (insbesondere Gehülfen, Gesellen, Fabrik- und Handarbeiter) vertheilten sich, nach Abzug der Untervierzehnjährigen, wie folgt:

1.	Im Handwerks- und Kunstbetriebe	30,164
2.	Im Fabrikbetriebe	18,045
3.	Handarbeiter	8,717
4.	Gesinde	7,806
5.	Im literarischen Verkehr . . .	2,030
6.	Im Handel	2,639
7.	In der Schifffahrt	1,619
8.	Im Fuhrwesen	1,372
	In Summa	62,392 männliche Arbeiter.

Die Uebervierzehnjährigen männlichen Geschlechts (incl. Militair)

*) Dieterici, Mittheilungen des statistischen Bureaus. Berlin und Posen 1848. Erstes Vierteljahr pag. 68, in der Abhandlung „Statistische Uebersicht der im preussischen Staate überhaupt und insbesondere in Berlin zu den sogenannten Arbeiterklassen gerechneten Personen."

betrugen 1846: 156,936, 1849: 161,667, und man wird daher, einerseits in Berücksichtigung des stattgefundenen Wachsthums der Bevölkerung, anderseits zur Eliminirung derjenigen, welche zwischen dem 15ten und 20sten Lebensjahre sich befinden, annehmen dürfen, dafs unter den 130,000 Männern vom 20sten Jahre ab sich circa 60,000 befinden, welche zu der im Vereine vertretenen Arbeiterklasse gehören. Es würden mithin unsere Daten ungefähr für die Hälfte derjenigen, bei denen man eine syphilitische Ansteckung als mehr oder weniger möglich oder wahrscheinlich voraussetzen mufs, auch dann als Maafsstab benutzt werden können, wenn man eine Unterscheidung der Stände in dieser Frage für nothwendig erachten sollte. Lange (Casper Wochenschr. 1848 No. 8.) und Balz (Med. Zentral-Zeitung 1848 No. 16.), welche beide die Charitézahlen als Maafsstab für die syphilitische Erkrankung der männlichen Bevölkerung verwerfen, erkennen gleichfalls eine etwaige Ungleichheit der Stände in der syphilitischen Erkrankung nicht an. Nach ihren Voraussetzungen über die Verbreitung der Syphilis in Berlin würde die Zahl von circa 10,000, die wir für die Civilbevölkerung angenommen, noch hinter der Wirklichkeit zurückbleiben.

Unsere Schätzung bezieht sich, mit ausdrücklicher Ausschliefsung des Militairs, nur auf die Civilbevölkerung. Da die Data über das Militair, welche wir hätten benutzen können, nur ganz allgemein sind, so begnügen wir uns dieselben einfach wiederzugeben. Es waren (nach den Mittheilungen, welche Behrend aus zuverlässiger Quelle empfangen hat) unter der Berliner Garnison

1846 unter	10,848	überhaupt Kranken	406	syphilitisch	od. ca.	4 %
1847 -	11,919	- -	456	-	- -	4 -
1848 -	14,074	- -	1262	-	- -	9 -
1849 -	15,043	- -	1423	-	- -	9 -
1850 -	12,137	- -	670	-	- -	6 -

Da die Angaben über die jeweilige Stärke der Garnison, so wie der Personenwechsel in derselben fehlen, so möchte aus diesen Zahlen die Bedeutung der Syphilis in der Militairkrankenpflege, weniger die verhältnifsmäfsige Verbreitung derselben unter dem Militair selbst zu bestimmen sein. Dafs eine speciellere Feststellung der syphilitischen Erkrankungen unter dem Militair ein nothwendiges Supplement zur Berliner Syphilisstatistik bildet, ist bei den steten und unmittelbaren Beziehungen zwischen Civil und Militair um so mehr selbstverständlich, als es sich um eine ansteckende Krankheit handelt; die Militairerfahrungen würden überdies eine unmittelbare Kritik der Gesichtspunkte des Ehe- und Altersverhältnisses enthalten.

Mit der Bemerkung, dafs unsere Vereinsdata über diejenigen Wirkungen der syphilitischen Vergiftung, welche durch Vererbung auf die nachgebornen Geschlechter übertragen werden, gar nichts enthalten, treten wir zugleich in die Frage ein, in welchem Grade die Syphilis unter der regelmäfsigen weiblichen Bevölkerung verbreitet sei? In wie vielen Fällen bei einer genauern Statistik der syphilitischen Krankheitserscheinungen bei lebend- oder todtgebornen Kindern die traurige Erbschaft wirklich der Mutter zuzuschreiben sei, müssen wir natürlich auf sich beruhen lassen. Aber auf Grund der allgemeinen Erfahrung glauben wir behaupten zu dürfen, dafs in der grofsen Regel hiermit nur ebensoviel Fälle constatirt sein würden, als die Verheirathung unglückliche Weiber aus dem Banne der Prostitution in die allgemeine regelmäfsige weibliche Bevölkerung zurückgeführt hat. Wenn innerhalb dieser selbst hin und wieder auch primäre und secundäre Syphilis beobachtet wird, so ist damit durchaus kein thatsächlicher Beweis geliefert, dafs die Syphilis sich bis in das wirkliche Familienleben verbreitet habe. Im Allgemeinen haben diese Erscheinungen nur die Bedeutung, dafs eine mehr oder weniger grofse Zahl von Weibern, welche in Wirklichkeit zu der Ausnahme-Kategorie der Prostitution gehören — gleichviel durch welche Mittel — eine wenigstens scheinbare Stelle unter der normalen weiblichen Bevölkerung zu behaupten wissen. Jedenfalls bleibt, so lange nicht durch statistische Data das Gegentheil unzweifelhaft festgestellt ist, die Frage von der Verbreitung der Syphilis unter der weiblichen Bevölkerung auf den der Prostitution verfallenen Theil beschränkt. Dafs zu diesem Theile die syphilitischen Weiber in der Charité in einer ganz besondern, regelmäfsigen Beziehung stehen, haben wir oben, wo von der sanitätspolizeilichen Bedeutung des syphilitischen Charité-Contingents überhaupt die Rede war, nachgewiesen. Nach einer Statistik, die Lange für die Jahre 1838—1847 (Casper's Wochenschrift 1848 No. 8.) von den verschiedenen Kategorien der syphilitischen Weiber der Charité giebt, ist diese Beziehung um so unzweifelhafter, als die allmählige Verminderung der puellae publicae durch eine Steigerung der puellae privatae vollständig ausgeglichen wird — ein Resultat, das mit den Ergebnissen, die sich in unserer obigen Rekapitulation darstellen, gleichfalls übereinstimmt.

Um zu bestimmen, in welchem Verhältnisse die Syphilis innerhalb der weiblichen Prostitution wirklich in der Charité vertreten werde, dafür fehlen — uns wenigstens — alle Thatsachen. — Nach der Schätzung erfahrener Polizeibeamten sollen in Berlin 8000*) oder gar 12000**) Frauenzimmer vorhanden sein, welche unter den mannigfachsten Erwerbsformen der Prostitution verfallen sind. Es enthielt aber im Jahre 1849 die weibliche Bevölkerung 104,714 Personen vom 17ten—45sten Jahre, 33,339 Ueberfünfundvierzigjährige. Verheirathete Frauen waren überhaupt 52,288. Rechnet man die Ueberfünfundvierzigjährigen durchweg als verheirathet, so würden von den 104,714 noch 18,949 Verheirathete, 85,765 Unverheirathete bleiben. Es bedarf nach diesen Daten keiner weitern Erörterung, zu welchen in der That ungeheuerlichen Folgerungen jene Schätzungen führen würden; wir nehmen deshalb um so mehr Anstand, dieselben als Maafsstab anzuerkennen, je leichter bekanntlich bei so allgemeiner Schätzung grofse Irrthümer möglich sind. Dieselben im vorliegenden Falle nachzuweisen, sind wir aufser Stande, da die hierher gehörigen Data theils quantitativ, theils qualitativ der statistischen Zuverlässigkeit entbehren. Gegenüber indefs den Folgerungen, welche mit unerbittlicher Nothwendigkeit aus obigen, von den Polizeibeamten angenommenen, Summen sich ergeben würden, glauben wir die Bemerkung nicht verschweigen zu dürfen, dafs — nach den vorhandenen Daten — entweder jene Summen bei weitem übertrieben, oder die syphilitischen Erkrankungen unter den Prostituirten verhältnifsmäfsig selten sein würden. Diese Behauptung erscheint gerechtfertigt, wenn man die fraglichen Schätzungsresul-

*) Behrend's Denkschrift, pag. 177 in Henke's Archiv.

**) Ibid. pag. 205.

tate (8000 oder 12000 Prostituirte) in Vergleich stellt — einerseits mit dem weiblichen Syphiliscontingent der Charité — anderseits mit den circa 10—12000 syphilitischen Erkrankungsfällen, welche in Berlin während eines Jahres unter der männlichen Bevölkerung sich ereignen möchten; hierbei darf kaum bemerkt werden, daſs die verschiedenen Kategorien der prostituirten Frauenzimmer fast ausschlieſslich die nächste Ursache der syphilitischen Ansteckung sind. Mit diesem allgemeinen Erfahrungssatze stimmen auch die in unserer 3ten Tabelle Abtheilung C. gegebenen Data vollständig überein. Wir schlieſsen hier die Ermittelung des Thatbestandes und versuchen auf Grund der gewonnenen Resultate die Beantwortung unserer Hauptfrage.

II.

Wie ist die Syphilis in Berlin zu beschränken?

Wir beginnen unsere Antwort, welche wir aus dem Zusammenhange des ermittelten Thatbestandes darlegen wollen, mit den Maafsregeln, welche die Obrigkeit zum Schutz der öffentlichen Sittlichkeit und insbesondere zur Beschränkung der Syphilis in Berlin ergriffen hat. Für die praktische Lösung der fraglichen Aufgabe bildet die Entscheidung der Obrigkeit in jedem Falle die wichtigste Thatsache, und weil dieselbe von der, die öffentliche Gesundheitspflege vertretenden Behörde ausgeht, so wird sie entweder unmittelbar oder mittelbar den besten Anhaltspunkt darbieten, um die Gränze festzustellen, welche den antisyphilitischen Maafsregeln das Recht der Sittlichkeit vorzeichnet.

Dafs die sittliche Entscheidung auch den praktischen Ausgangspunkt für die Lösung unserer Frage bildet — dazu bedarf es eben nur der Hinweisung auf die Berliner Maafsregeln, denn sicherlich ist die in graden Widersprüchen stets wechselnde Entscheidung bisher einer erfolgreichen Wirksamkeit sehr hinderlich gewesen, und wird es so lange bleiben, als sie der festen Grundlage des sittlichen Rechtes entbehrt. Wir glauben daher, dafs der Versuch, diesem Rechte aus dem eignen Prinzipe unsrer Wissenschaft seine Anerkennung zu verschaffen, weder überflüssig noch unpraktisch sei, zumal da der status quo, welchen die letzte obrigkeitliche Entscheidung herbeigeführt hat, nur als der nothgedrungene Ausgang eines, ganz mit Unrecht auf einen sogenannten grofsen Gegensatz zwischen Religion und Wissenschaft zurückgeführten Conflikts angesehen werden kann, daher — ganz abgesehen von der Mangelhaftigkeit der factischen Grundlage — die Garantie eines Bestandes nicht darbieten möchte. — Es wird uns nicht zum Vorwurfe gereichen können, dafs wir uns, um den Standpunkt der öffentlichen Gesundheitspflege in unsrer Frage darzulegen, auf die Erinnerung an unbestrittene Thatsachen, oder an unbestreitbare Fundamentalsätze beschränken dürfen; ist diese Erinnerung nicht überflüssig, so ist es nur desto auffallender, dafs sie in Wirklichkeit nothwendig ist. Diese unsern Lesern noch besonders zu vergegenwärtigen, können wir füglich unterlassen: wir glauben bei denselben die Bekanntschaft sowohl mit der Discussion der Berliner Syphilisfrage, so wie mit der Entscheidung und ihren Motiven — wenigstens so weit diese hier nothwendig ist — voraussetzen zu dürfen.*)

In der Reihe derjenigen Thatsachen, welche zusammen den syphilitischen Giftquell ausmachen, ist die Ehelosigkeit der grofsen Majorität der mannbaren männlichen Bevölkerung die erste. Dieselbe mufs gleichsam als der sociale Erreger der Syphilis betrachtet werden, während die weibliche Prostitution, die Keimstätte und der Fortpflanzungsheerd des Ansteckungsstoffes, nur als die secundäre Wirkung jenes ersten Zustandes angesehen werden kann. Eine Erörterung dieses socialen Nothstandes, d. h. seines, nach thatsächlichen Feststellungen, unzweifelhaften Zusammenhanges mit den sittlichen und materiellen Zuständen unserer Gesellschaft, gehört vor ein allgemeines Forum. Aber weder in der sittlichen, noch in der praktischen Schätzung dieser Thatsachen kann zwischen Religion und Wissenschaft ein Conflikt zu Tage kommen, da beide für dieselbe einen und denselben Maafsstab haben. Dieser Maafsstab ist die Institution der Ehe, unter welcher die Wissenschaft — nach den Gesetzen der Natur — „die auf Liebe und Achtung begründete innigste Verbindung eines Mannes und eines Weibes, so dafs sie gleichsam ein Ganzes miteinander bilden" **) begreift, einen Begriff, dessen Verwirklichung die Religion

*) Für den nicht medizinischen Theil der betreffenden Literatur ist auf die Evangelische Kirchenzeitung (1851, Juni, Juli und August) hinzuweisen.

**) Oesterlens Hygieine S. 639. et ff. — „Eine Vergleichung der Zahlen in den jungen Altersklassen liefert" (auch den statistischen) „Beweis, dass die Monogamie auch nach der Vertheilung der Geschlechter Naturgesetz ist." (Dieterici in den Tabellen etc. 1849 p. 293). Dass aber — und dies möchte hier eben keine überflüssige Bemerkung sein — dass unter dem Begriffe der Ehe selbstverständlich und ausschliesslich die monogamische verstanden wird, dass eben diese Ehe eine gleichsam natürliche Thatsache unserer Gesellschaft geworden ist, dies muss — ausser dem gerals ihre Aufgabe hinstellt; eine Aufgabe, deren Erfüllung in gleicher Weise von der öffentlichen Gesundheitspflege erstrebt werden mufs. Denn auch die öffentliche Gesundheitspflege erkennt in der Ehe den Ausgangs-, Mittel- und Gipfelpunkt der menschlichen Cultur; sie findet in dieser Institution, welche den mächtigsten Naturtrieb in eine sittliche, das Individuum beherrschende Macht zu verwandeln und aus der schöpferischen Kraft der Liebe das menschliche Geschlecht fortzupflanzen berufen ist, — die natürliche Garantie für die geistige und leibliche Gesundheit des Menschen, des Individuums sowohl als der Gattung. Es ist daher auch für die Wissenschaft, im Vergleiche mit der massenhaften Ehelosigkeit und der Prostitution, die Syphilis nur das geringste Uebel, und soweit dieses geringste Uebel nur mit den grösseren vernichtet werden kann, gilt in unsrer Frage auch für die Wissenschaft heute noch der Ausspruch Luthers: „dawider ist eine gute Arzenei von Gottes Gnaden, die Ehe, oder die Hoffnung, sich in den Ehestand zu begeben."

Betrachten wir von dieser Grundlage aus — neben derselben möchte jede Accentuirung individueller Empfindungen überflüssig und dem allgemeinen sittlichen Bewufstsein gegenüber sogar anmafslich erscheinen — die prophylaktischen Maafsregeln, welche die Obrigkeit ergriffen hat, um die Gefahren der Prostitution und

manischen Elemente — gerade dem Einflusse des Christenthums auf die europäische Civilisation, mit der dasselbe im Begriffe der Ehe sich vollständig identificirt hat, zugeschrieben werden. Selbst die mannigfachen und oft traurigen Verirrungen, welche der Begriff der Ehe innerhalb der Kirche hat durchwandern müssen und die vollständig selbst heute noch nicht überwunden sind, (vergl. Theiner Geschichte der erzwungenen Ehelosigkeit bei den christlichen Geistlichen etc.) vermögen die Bedeutung dieses Einflusses nicht zu schwächen. Dieselbe wird insbesondere noch durch die geschichtliche Thatsache bestätigt, dass innerhalb des christlichen Europas auch alle Gegner des Christenthums in dieser Sphäre seinem Einflusse sich unterworfen haben. Welchen Standpunkt man sich auch wähle, ob die Wissenschaft oder die Religion, das bürgerliche Gesetz oder die öffentliche Moral, wohlverstanden, alle praktischen und sittlichen Voraussetzungen und Consequenzen, welche überhaupt an die Ehe geknüpft werden können, müssen auf ihren Grundgedanken, den Begriff der Monogamie zurückgeführt werden, weil in demselben das Wesen und die Form der Ehe der civilisirten Gesellschaft erschöpft ist.

insbesondere die Syphilis zu bekämpfen, so kann das Urtheil nicht zweifelhaft sein. Dieselben concentriren sich darin, dafs sie die Prostitution einem bestimmten Reglement unterwerfen. Diese Einrichtung widerspricht also der sittlichen Idee des Staats überhaupt, deren Verwirklichung jegliche menschliche Obrigkeit zu vertreten, berufen ist, und gefährdet insbesondere, indem sie der Prostitution in der socialen Ordnung eine Stelle gestattet, die in der Ehe begründete Grundlage der Gesellschaft. Dieser Widerspruch und diese Gefahr sind zu auffallend, als dafs es nicht überflüssig wäre, dieselben besonders deutlich zu machen. Insbesondere ist hiezu die Hinweisung auf eine specielle Pflicht der christlichen Obrigkeit, weil diese Pflicht für jede Obrigkeit vorhanden ist, überflüssig und insofern nicht einmal zutreffend, als sie weder durch die Geschichte der vergangenen Jahrhunderte, noch durch das Beispiel der Gegenwart unterstützt wird; ja es hat die Kirche selbst die Prostitution je kaum anders, als durch Reglementirung zu bekämpfen gewufst. Nichts desto weniger, ja um so viel mehr, mufs eine Stimme willkommen sein, welche eine endliche Reaction auch der Kirche gegen jene Maafsregeln verkündet. Gegen dieselben sind sicherlich Religion und Wissenschaft um so mehr zu kämpfen berufen, als jede Reglementirung der Prostitution auf der systematischen Preisgebung lebendiger Menschen gleich einer leblosen Sache beruht, und somit eine bewufste Vernichtung der sittlichen Gleichberechtigung aller Menschen in sich schliefst*).

Aus diesem Grunde ist dieses System auch in unsern Zeiten ungleich verwerflicher, als im Alterthume und Mittelalter, und die Vertheidiger der Reglementirung berufen sich heute mit Unrecht auf Zeiten, in welchen die Idee der sittlichen Gleichberechtigung in dem allgemeinen Bewufstsein entweder gar nicht, oder nur in geringer Energie vorhanden war.

---

*) Unter den Motiven für die polizeiliche Befugniss über die Zahl etc. der öffentlichen Häuser und ihrer Inwohner wird das jeweilige Bedürfniss, welches nach der Zahl der ehelosen Männer etc. sich verändere, ausdrücklich hingestellt. — Ein ministerielles, kürzlich veröffentlichtes Rescript spricht von diesen Häusern, als „unter polizeilicher Controle gebildet.“

Allen diesen Gründen indefs setzen die Vertreter jener Maafsregeln grade die Pflicht der Obrigkeit entgegen, die Gesellschaft vor den Gefahren, welche aus der Prostitution oder Syphilis erwachsen, zu schützen, das heifst, sie stützen die sittliche Berechtigung der Obrigkeit zu diesen Maafsregeln auf den praktischen Erfolg.

Ist dieser praktische Erfolg vorhanden?

Die Erfahrung mufs diese Frage, wenigstens so weit es sich um die öffentliche Gesundheit dabei handelt, verneinen.

Unter Hinweisung auf die, im ersten Theil dieser Arbeit enthaltenen, statistischen Nachweise können wir als thatsächliche Beweise gegen den behaupteten Erfolg folgende vier Punkte anführen.

Erstens: Es ist der Beweis nicht vorhanden, dafs die Reglementirung der Prostitution irgend welchen Einflufs auf die Vermehrung oder Verminderung der Syphilis innerhalb der regelmäfsigen Bevölkerung Berlins gehabt habe, weil ein Maafsstab, mit welchem dieser Einflufs gemessen werden könnte, gar nicht vorhanden ist.

Zweitens: Wollte man die Syphilitischen in der Charité als den geeigneten Maafsstab (wie bisher ja auch von den Vertretern der fraglichen Maafsregeln geschehen ist) gelten lassen, so würde sogar positiv bewiesen sein, dafs jener Einflufs nicht vorhanden gewesen ist.

Drittens: Auch die Verbreitung, respective die Vermehrung oder Verminderung der Syphilis unter den Prostituirten, wenn dieselbe nach dem Contingent der syphilitischen Weiber in der Charité, d. h. mit dem einzig vorhandenen, wenn auch noch etwas zweifelhaften Maafsstabe, gemessen wird, (cfr. Recapitulation Col. 7. Seite 13 ff.) ist von der Reglementirung nicht bedingt gewesen.

Viertens: Unzweifelhaft aber ist die sanitätspolizeiliche Bedeutung des Contingents der syphilitischen Weiber der Charité, denn sie ist eine Thatsache; und da eine Wirksamkeit der direkten polizeilichen Sanitätscontrole in dem Berliner Charitézugange der syphilitischen Weiber (bei einem Vergleiche der sechs dreijährigen Perioden) nicht vorhanden gewesen, so mufs zugegeben werden, dafs der sanitätspolizeiliche Zweck der

Reglementirung, soweit er durch die Heilung der syphilitischen Frauen (und dies möchte wohl die Hauptsache sein) erfüllt wird, ohne die Reglementirung wenigstens in gleicher Weise wie mit derselben erreicht worden ist. — — Daſs theils ein anderer Modus polizeilicher Thätigkeit, theils freier Wille die syphilitischen Weiber nach der Charité geführt haben möge, ist eine Erklärung, die wir auf Grund statistischer Data versucht haben. Wir werden die Mangelhaftigkeit derselben nicht bestreiten, sobald sie durch bessere und vollständigere Data bewiesen sein wird. —

Wir dürfen die Prüfung des praktischen Erfolges der Reglementirung für die öffentliche Gesundheit nicht schlieſsen, ohne noch eine, und wie wir glauben, sehr bedeutsame Thatsache berührt zu haben. Wir meinen diejenigen statistischen Data, welche nachweisen, wie viel Weiber aus den öffentlichen Häusern von den controllirenden Aerzten jährlich nach der Charité geschickt worden sind.

Diese Data (Tab. II. Col. 4. d.) ergeben erstens, daſs die controllirten Weiber einen höchst beträchtlichen Theil des betreffenden syphilitischen Contingents bildeten, und zweitens (verglichen mit ihrer muthmaſslichen Gesammtanzahl) durchschnittlich ein- bis zweimal im Jahre erkrankt sein müssen. Wenn wir hiermit die, allerdings nicht seltene, Behauptung, daſs eben jene Häuser vor allem den Heerd der syphilitischen Ansteckung bildeten, durchaus noch nicht für bewiesen erachten können, so sind doch auſser dieser Thatsache noch andere Data vorhanden, welche den Schutz gegen die Syphilis, den man aus diesem Modus der Reglementirung herleiten will, wenigstens sehr problematisch erscheinen lassen. — Unsere Data (Tab. III. C.) weisen nach, daſs die innerhalb eines öffentlichen Hauses sanitätspolizeilich controllirten Weiber, vergleicht man nämlich ihre Anzahl auch nur mit dem wahrscheinlichen Minimum der in der Categorie der heimlichen Prostitution begriffenen Frauen, mindestens eben so sehr, wenn nicht in einem weit höhern Grade, die Ursache der Ansteckung gewesen sind. — Die Quincke'schen Data (Medicinische Zeitung 1848. No. 2.) geben dasselbe Resultat. — Aus Parent-Duchatelet's Untersuchungen (a. a. O. Seite 216.), welche sich auf circa 20,000 syphilitisch erkrankte filles publiques beziehen, ergiebt sich für diejenigen, welche in den maisons tolerées leben, ein weit ungünstigeres Erkrankungs-Verhältnifs, als für diejenigen, welche als filles isolées oder libres inscribirt sind. Wenn auch diesem Resultate, welches ungefähr ein Verhältnifs von 3 zu 1 darstellt, aus mehreren Gründen von dem Forscher selbst nur eine relative Bedeutung beigelegt wird, so giebt derselbe doch selbst zu, dafs die ungünstigern Verhältnisse jener casernirten Weiber, insbesondere die brutale Sclaverei, in der sie sich befinden, sie jedes Schutzes gegen Ansteckung beraube, während die frei lebenden gegen dieselbe oft und mit Erfolg sich zu schützen wüfsten *). —

Mindestens ebenso problematisch wie der sanitätspolizeiliche Erfolg der Reglementirung scheinen diejenigen Vortheile, welche der öffentlichen Zucht und Sitte von derselben versprochen werden; diejenigen aber, welche der öffentlichen Sicherheit und der Heiligkeit der Ehe aus solchem Mittel — wir dürfen wohl sagen — angedroht werden, scheinen nur geeignet die Consequenzen darzulegen, zu welchen ein Abweg führt, den sich praktische Klugheit anstatt des einfachen Rechts erwählt. Mit diesem Rechte ist allerdings keine Form der Reglementirung vereinbar, denn, sieht man auf das Wesen und nicht auf den Schein, so verletzt, nicht minder als die Einkasernirung, auch die Inscription, möge man dieselbe direkt und offen, oder indirekt und gewissermafsen versteckt unter der Form der Controle ausführen, die sittliche Pflicht der Obrigkeit. Es ist dies ausdrücklich auch amtlich (Behrend a. a. O. Seite 157 ff.) anerkannt und daher schon im Voraus ein Verfahren verurtheilt, das zu dem alten Uebel noch ein neues hinzufügen würde. Denn wie es der Würde der Obrigkeit in der That widersprechen würde, eine Maafsregel auszuführen, zu welcher sie sich nicht bekennen darf oder will, so würden anderseits, wenn der Ernst des strafenden Gesetzes nur der Form wegen angerufen würde, unfehlbar auch die Wirkungen, welche man von

*) Das über die filles insoumises berichtete Resultat berührt den fraglichen Gegensatz nicht und hängt überhaupt genau mit örtlichen und zum Theil ausnahmsweisen Verhältnissen zusammen, dass wir es indess nicht übersehen, wird sich später ergeben. —

seiner unparteiischen und consequenten Anwendung im Interesse der öffentlichen Sittlichkeit und Gesundheit zu erwarten berechtigt ist, vergeblich erwartet werden. Es bilden aber eben diese Wirkungen — in derselben Weise wie auf dem Gebiete der Sicherheitspolizei — auf diesem Gebiete die Aufgabe der Sitten- und Gesundheitspolizei. In ihrer sittlichen Bedeutung sind sie dem System der Reglementirung grade entgegengesetzt: nach ihrem praktischen Erfolge mit derselben verglichen, mufs, auf Grund der Thatsachen, zugegeben werden, dafs sie gegen die Syphilis mindestens einen eben so wirksamen Schutz, wie jenes System darbieten. Ob und wie innerhalb der rechtmäfsigen Gränze, welche der praktischen Thätigkeit der Polizei überhaupt vorgezeichnet ist, noch bessere Erfolge erzielt werden können, als in den Jahren 1846—1850 hier in Berlin erzielt worden sind — das ist ganz und gar eine Frage der praktischen Polizei, in deren Gebiet auch ihre Beantwortung gehört. *)

Die Thatsachen, nach denen wir die Erfolge der Wirksamkeit gegen die Syphilis gemessen haben — die Heilung der Syphilitischen in der Charité, — beweisen, wenn sie diese Wirksamkeit auch nicht erschöpfen, doch zu Genüge, dafs wir dieselbe weder in einer absonderlichen Art der Reglementirung, noch in einem raffinirten Strafregiment finden können. Dafs dergleichen Vorschläge auch gegen die Prostitution nicht wirksam sein würden, bedarf wohl kaum einer Andeutung. Die Verbannung der

*) Die Erwägung, dass jeder Modus der Reglementirung, der immer nur einen mehr oder minder grossen Bruchtheil der Prostituirten der sanitätlichen Aufsicht zu unterwerfen im Stande sein würde, dem grossen Gesammtcontingent gegenüber leicht eine gefährliche Sorglosigkeit hervorrufen möchte, genügt, um die Anwendbarkeit der Reglementirung a priori bedenklich erscheinen zu lassen. Das besonders ungünstige Erkrankungsverhältniss der filles insoumises, (Parent-Duchatelet a. a. O. 226; unter 3110 waren 814 oder 1: 4 circa krank;) welches Parent-Duchatelet den Vortheilen der Reglementirung gegenüberstellt, kann eben so gut als thatsächlicher Beweis für unsre Voraussetzung angerufen werden. In jedem Falle liefern diese filles insoumises in einem grossen Massstabe ein Beispiel, dass die Reglementirung die Wirkungen der normalen Polizeithätigkeit durchaus nicht überflüssig macht, ganz abgesehen davon, dass sie gegen den andern nicht minder bedeutsamen Factor der Ansteckung — gegen die syphilitischen Männer — gar nicht gerichtet ist.

Prostitution zu ihrem eigenen Verderben würde die Bevölkerung der armen und entlegenen Strafsen, diesen an und für sich schon in jedem Betracht elendesten und verlassensten Theil des Volkes, gleichsam in eine Verbrechercolonie verwandeln und doch ganz und gar zwecklos sein, wenigstens so lange, als die, mitten in dem ehr- und achtbaren Theil der Gesellschaft wirksamen, Ursachen der Prostitution nicht mit deportirt würden. — Der Obrigkeit von dem Regiment der Peitsche erst noch abzurathen, hiefse ihrer Kraft und Fähigkeit in einer gleich ungebührlichen Weise mifstrauen. Dieser Vorschlag — der, obwohl er „diesem Geschlecht in seiner feigen und marklosen Humanität den Schrecken göttlicher Heiligkeit verkünden soll," sich sicherlich ohne allen Grund als Rath der Kirche gerirt — heifst der Gesellschaft die Erklärung zumuthen, dafs sie bankerott sei, bankerott an Verstand und Liebe! Diese Kriterien jeglicher menschlichen Wirksamkeit dürfen auch in der strafenden und abwehrenden Thätigkeit der Obrigkeit, welche sie als Wächterin der socialen Ordnung und im Kampfe gegen die unmittelbare Noth der Wirklichkeit zu entfalten verpflichtet ist, nicht fehlen.

So weit es sich bei den Maafsregeln gegen Prostitution und Syphilis um diese Pflicht handelt, haben wir uns auf Grund der sittlichen Entscheidung und des möglichen als wirklichen praktischen Erfolges, gegenüber der Reglementirung für die normale Polizeithätigkeit entschieden. Eine andre Frage ist es, ob mit diesen Maafsregeln die Pflicht der Obrigkeit erschöpft ist? Diese Frage darf gewifs um so entschiedener verneint werden, je weniger es bezweifelt werden kann, dafs die Pflicht der Obrigkeit, die sociale Unordnung zu vernichten, überhaupt nicht in ihrer verneinenden Macht, vor Allem vielmehr in der Entfaltung positiver, schaffender, helfender Kräfte ihre Erfüllung findet. Es ist hier nicht die Stelle, diesen Gegensatz im Allgemeinen zu erörtern; auch der Nachweis, dafs die Aufgabe der öffentlichen Gesundheitspflege in ihren sittlichen, wie praktischen Zwecken eine durchaus positive sei, kann hier füglich unterbleiben; es wird vielmehr darauf ankommen, auf die spezielle Frage, wie die Syphilis in Berlin zu beschränken sei, eine Antwort zu geben, die, nicht abstract, sondern praktisch, für die Richtigkeit des angerufenen Prinzips durch seine Anwendbarkeit in der concreten Wirklichkeit den Beweis liefert, und die Kritik des Gegensatzes thatsächlich rechfertigt. Wohl wird derselbe durch eine Autorität wie Parent-Duchatelet vertreten. Indefs — ganz abgesehen von der noch gröfseren Autorität der sittlichen Entscheidung — hat eben Niemand mehr als Parent-Duchatelet das sogenannte Prinzip der socialen Nothwendigkeit der Prostitution seiner mystischen Voraussetzung entkleidet; — indem er diese Nothwendigkeit auf ihre natürlichen, in der Gesellschaft wirksamen Ursachen zurückgeführt hat, ift er der Begründer einer Wirksamkeit geworden, die in ihren Erfolgen, wie grofs oder gering, wie nah oder fern dieselben auch sein mögen, in gleicher Weise sein Verdienst, wie seinen Irrthum bezeugen mufs. Mit diesem Irrthume, meinen wir, hängt es zusammen, dafs er die prinzipielle Berechtigung der Reglementirung auf das Recht, oder vielmehr Unrecht des historischen Missbrauchs zu stützen gezwungen ist. Ob auch gegen den praktischen Erfolg gegenüber der Syphilis, (um dessen Willen die Reglementirung ganz besonders von Parent-Duchatelet vertheidigt wird,) dieses Verhältnifs der Ursachen und Wirkungen, wie es sich im Zusammenhange der Thatsachen darstellt, als Beweis dürfe angesehen werden, das braucht hier nicht die Frage zu sein; wir stützen auf dieses oberste Gesetz aller natürlichen Erscheinungen unsre Antwort, und darum handelt es sich in derselben überhaupt nicht um irgend ein wohlerdachtes Mittel gegen die Syphilis, sondern ausschliefslich darum, aus dem Zusammenhange der Thatsachen diejenigen Folgerungen herzuleiten, deren praktische Anwendung eine Vernichtung der Syphilis in ihren Quellen bedeutet. Denn auch eine Beschränkung der Syphilis ist in Wirklichkeit überhaupt nur in dem Maafse möglich, als eben nach diesem praktischen Ziele hin, der radikalen Ausrottung, die Thätigkeit der öffentlichen Gesundheitspflege bestimmt und geleitet wird, eine Thätigkeit, die als eine sittliche zu vertheidigen, wohl überflüssig ist.

Es bedarf daher nicht einmal der Berufung auf das historische Beispiel, dafs „in unsern civilisirten Staaten die Pest in Folge fortschreitender Cultur aller Klassen und in Folge durchgreifender

Organisationen verschollen ist" — auch nicht der Erinnerung an die Pflicht der Gesellschaft, welche um so dringlicher ist, als ja die Syphilis im eigentlichen Sinne des Wortes eine sociale Krankheit ist; die aus der Logik der Thatsachen hergeleitete Beschränkung der Syphilis mufs sich als eine sittliche und praktische Aufgabe in jedem einzelnen Mittel, welches zu ihrer Lösung angewendet wird, bewähren. — Indem wir auf die im ersten Theil dieser Arbeit enthaltene, ausführliche Darlegung der Thatsachen, die zum Theil noch durch einzelne Data in den statistischen Tabellen zu ergänzen ist, verweisen, versuchen wir in Folgendem eine kurze Darlegung derjenigen Folgerungen, welche sich auf die Beantwortung der Frage, wie die Syphilis in Berlin zu beschränken sei, beziehen.

Ob die Aufgabe, die Syphilis in Berlin zu beschränken, eine nützliche und dringliche sei, das ist eine Frage, die, wie wir meinen, einfach und kurz mit der Hinweisung auf die Summe der Thatsachen erledigt ist. Betrachten wir dieselben in dem Verhältnisse, als sie für die Lösung unsrer Frage von Bedeutung sind, so stellen sich in erster Reihe die socialen Ursachen der Syphilis dar — die massenhafte Ehelosigkeit und die Prostitution. Die massenhafte Ehelosigkeit (sowohl des männlichen, als des weiblichen Geschlechts) in Berlin, ist ein unvermeidliches Product seiner Entwickelung; unsre statistischen Data (Tabelle I. B. in der Uebersicht der Prozentverhältnisse) weisen nach, dafs mit dem Wachsthume der Bevölkerung in der Hauptstadt die Ehelosigkeit in einer steten und überdies unverhältnifsmäfsigen Steigerung begriffen ist. Dafs aufserdem die Erwerbsverhältnisse, so wie die Beschäftigungsweise eines grofsen Theils der weiblichen Bevölkerung grade in Berlin in einem abnorm hohen Grade einen wirksamen Factor der Prostitution bilden, das wird auch ohne einen ausdrücklichen statistischen Belag nicht zweifelhaft erscheinen. Sehr genau dagegen ist in der Zahl der unehelichen Geburten, die jährlich 2—3000, oder circa den 6ten Theil aller Geburten betragen, eine andere Thatsache bestimmt; dieselbe ist als Ursache, wie als Wirkung in dem sittlichen Zustande des Geschlechtslebens in Berlin von gleich grofser Bedeutung. Anderseits ist es eben so ein Factum, dafs in Berlin für je 6 Kinder unter 10 die Pflicht der elterlichen Fürsorge für den ersten Schulunterricht — der Armendirection anheimfällt. Alle diese Thatsachen insgesammt, die Wirkungen der grofsen socialen Gegensätze, welche sich nothwendiger Weise in dem Leben der Hauptstadt so zu sagen concentrirt darstellen — sind der Wirksamkeit der Lokalbehörde nicht erreichbar, ja sie steht denselben widerstandslos gegenüber. Nichts desto weniger fällt der Behörde der öffentlichen Gesundheitspflege Berlins auch in der Vernichtung dieser socialen Ursachen eine Pflicht zu, zu deren Erfüllung sie um so mehr berufen ist, als sie dazu, wenn nicht ausschliefslich, doch vorzugsweise befähigt ist. Es ist diese Pflicht die wirkliche Ermittelung und Feststellung der Thatsachen nach ihren mannigfachen, aus der Wissenschaft und dem praktischen Leben sich ergebenden, Gesichtspunkten. Abgesehen sowohl von ihrer allgemeinen Bedeutung für die Lösung oder Minderung der grofsen socialen Gegensätze, wie auch von dem unmittelbaren Interesse für sehr viele andere wichtige Fragen der öffentlichen Gesundheitspflege — ist eine specielle Erkenntnifs dieser Thatsachen direct für unsre Frage — für die Beschränkung der Syphilis in Berlin — nicht ohne praktische Bedeutung. Handelt es sich eben darum, die specielle Wirkung jener socialen Einflüsse, wie sie sich in der concreten Wirklichkeit darstellt, zu ermitteln, so werden die lokalen Verhältnisse Berlins von der besondern Würdigung nicht ausgeschlossen sein können. Nur um es anschaulich zu machen, wie wir das praktische Interesse unserer Frage an dieser Ermittelung der Thatsachen verstehen, wollen wir beispielsweise eine der allgemeinsten Lebensbedingungen, das Wohnungsverhältnifs, berühren. Aus diesem Gesichtspunkte glauben wir es als eine, der Begründung nicht entbehrende, Behauptung anführen zu dürfen, dafs die Wohnungsnoth, in welcher sich ein sehr grofser Theil der Bevölkerung befindet, (man vergleiche, insbesondere für die Zahlenverhältnisse, die amtlichen Berichte über den Haushalt der Stadt Berlin, in dem Titel von der Miethssteuer) in sehr vielen Fällen als die fast unvermeidliche Veranlassung eines unsittlichen Geschlechtsverkehrs betrachtet werden kann. Eben so wird nicht geläugnet werden können, dafs gegenüber der verderblichen Gewalt unmoralischer Einflüsse, welche sich als allgemeine Wirkungen des Lebens in der

Hauptstadt geltend machen, grade dieser Mittel zur Hebung des sittlichen und geistigen Lebens der Bevölkerung in einer ganz besonders ausschliefslichen Ausdehnung und Kraft zu Gebote stehen! Indefs meinen wir nicht durch diese vorläufige Andeutung etwaiger Gesichtspunkte den Resultaten vorgreifen zu wollen: wir sind zu wohl überzeugt, dafs solche nur durch umfangreiche und ernste Forschungen erzielt werden können. Wenn diejenige ärztliche Organisation, welche behufs der medizinisch-polizeilichen Ueberwachung der Prostitution zu Berlin gebildet worden ist, die thatsächliche Erforschung derselben sich zur Aufgabe macht, und wenn ihr die Lösung derselben, wie sie die medizinische und sociale Statistik zu erwarten, berechtigt ist, auch nur zu einem Theile gelingt, dann, meinen wir, werden über diese praktische Rechtfertigung auch die Gegner der Reglementirung den Widerspruch gegen das Prinzip vergessen dürfen. Und in der That glauben wir diese Aufgabe und den Versuch ihrer Lösung um so mehr als wirklich vorhanden voraussetzen zu dürfen, da sie der einzige Entgelt für die persönliche Aufopferung sein kann, welche alle diejenigen an den Tag legen, welche an jener sanitätspolizeilichen Ueberwachung sich thätig betheiligen. Dieser aufopfernden, ohne sittlichen Ernst nicht denkbaren und gewifs nicht dankbaren Thätigkeit, haben wir eine ausdrückliche Anerkennung um so mehr darbringen wollen, weil man die, wir müssen sagen, verwerfliche Ansicht vorgebracht hat, dafs zu jener Thätigkeit die in sittlicher Beziehung geringhaltigsten Organe gut genug seien, und auch am leichtesten sich darböten!

Nicht minder als die auf die spezielle Feststellung der Thatsachen zurückgeführte Erkenntnifs, welche ja überhaupt als der logische und moralische Ausgangspunkt jeglicher Besserung anerkannt wird, ist auch die Vernichtung der gringsten und unscheinbarsten Ursache ein vollgültiger Beweis des praktischen Erfolges der radicalen Thätigkeit, und in eben dem Grade, als die Obrigkeit mittelst derselben die Fallstricke hinforträumt, welche auf dem Wege des Volkes liegen, erfüllt sie in diesem Werke der Gerechtigkeit und der Liebe eine sittliche Pflicht. Wenn die Erfüllung dieser Pflicht, nach ihren

Mitteln und ihrem Ziele gemessen, im Vergleiche mit der factischen Entscheidung vor die Frage, ob das vor Gott auch recht sei, gestellt wird, so meinen wir, wird das Urtheil derjenigen, welche alle sittlichen und materiellen Erscheinungen im menschlichen Leben nach dem Gesetze der Ursache und Wirkung beurtheilen, nicht zweifelhaft, sein.

Die zweite und zwar unmittelbare Ursache der syphilitischen Krankheit ist eben diese selbst: die syphilitischen Krankheitserscheinungen, wie sich dieselben als Wirkungen der syphilitischen Ansteckung darstellen, vernichten — heifst in gleicher Weise die Ursachen der Syphilis vernichten. Es werden einige kurze Bemerkungen genügen, um uns zunächst auf die praktischen Consequenzen zu führen, welche sich aus diesem Causalnexus für unsre spezielle Frage ergeben.

Wir müssen es dahingestellt sein lassen, ob die nicht seltene Behauptung, dafs die Syphilis, ohngeachtet ihre socialen Ursachen nach wie vor bestehen, in neuerer Zeit an Ausdehnung, wie an intensiver Gewalt sich zu mildern beginne, richtig sei; es wird, zumal in dieser Allgemeinheit, schwierig, wenn nicht unmöglich sein, hiefür den statistischen Beweis zu liefern. Indefs darf diese Erscheinung in dem Grade als eine nothwendige, oder wenigstens wahrscheinliche vorausgesetzt werden, als die wissenschaftlichen Fortschritte, welche die neueste Zeit auf dem Gebiete der Syphilis errungen hat, sich praktisch ganz besonders in der unmittelbaren und schnellen Vernichtung der Krankheit bethätigen. In jedem Falle ist eine gegen die Wirkung und die Ursache der Ansteckung zugleich gerichtete Thätigkeit der sicherste Anfangspunkt der Beschränkung oder Vernichtung der Syphilis; und ohne aus dem, in einer ferneren Vergangenheit liegenden, Gegentheil den Beweis zu holen, darf die zukünftige Lösung dieser Aufgabe in der Ausdehnung wenigstens erwartet werden, als es der Wissenschaft und Praxis gelingen wird, die syphilitische Krankheit zu bewältigen. Es ist die Frage, wie die Syphilis in Berlin zu beschränken, nur ein kleines und lokales Bruchstück dieser grofsen und cosmopolitischen Frage, die in ihren allgemeinen Gesichtspunkten allenthalben durch dieselben Gesetze der Wissenschaft bestimmt wird. Wenn es sich um den besonderen Antheil Berlins an dieser Frage handelt, so wird es, wie grofs oder wie klein derselbe auch sein mag, an dieser Stelle nur darauf ankommen, zu vergleichen, wie die speziellen hierher gehörigen Thatsachen diesen Gesetzen entsprechen.

Wäre die Statistik der Syphilis in Berlin kein Desiderat, sondern eine erfüllte Thatsache, so würden wir diejenige Grundlage haben, von der aus die Frage beantwortet werden könnte, wie in Berlin die radicale Aufgabe, in den syphilitischen Krankheitserscheinungen die natürlichen Ursachen ihrer Existenz, Verbreitung und Wirksamkeit zu vernichten, thatsächlich erfüllt werde. In derselben Weise wie diese antisyphilitische Praxis den aus der natürlichen Besonderheit der Krankheitserscheinungen sich ergebenden Gesetzen der Wissenschaft entspricht und deshalb zwar nicht ausschliefslich, aber doch vorzugsweise in der Heilung der Syphilis besteht — hat auch die Statistik der Syphilis darin ihre Bedeutung, dafs sie, innerhalb ihrer localen Begränzung, die Praxis mit der Wissenschaft vermittelt. In dieser Vermittelung ist die practische Bedeutung der Statistik der Syphilis überhaupt begründet, und in dem Sinne dieser Vermittelung würde auch die Statistik der Syphilis in Berlin eine Thatsache sein, deren Consequenzen in gleicher Weise wichtig sind, möge es sich nun um die unmittelbare locale, oder um eine allgemeine Beschränkung der Syphilis handeln. In der That ist dieser Gegensatz nur in sehr bedingtem Sinne vorhanden, und in dem Grade, als die Praxis der öffentlichen Gesundheitspflege durch die Wissenschaft bestimmt wird, beginnt auch die Frage von der Beschränkung der Syphilis aus einer localen eine internationale zu werden*). — Die Nothwendigkeit einer Syphilisstatistik für Berlin besonders darzulegen, möchte um so überflüssiger sein, weil unzweifelhaft als eine vorzügliche Ursache der Schwankungen und Irrthümer in der bisherigen Entscheidung der Obrigkeit

---

*) Unzweifelhaft in dieser Bedeutung hat auch der Congrès général d'hygiène, welcher in diesem Jahre in Brüssel stattfindet, in seinem Programme die Frage „Quelles sont les mesures à prendre pour arrêter les progrès et diminuer les inconvénients et les dangers de la prostitution?“ zur Verhandlung gestellt.

über die antisyphilitischen Maafsregeln auch der Mangel einer thatsächlichen Grundlage erkannt werden mufs. Die Errichtung derselben ist überdiefs um so mehr eine Pflicht der Behörde der öffentlichen Gesundheitspflege, weil sie allein dieselbe ins Leben zu rufen im Stande ist. Freilich bedarf sie zur Durchführung der Mitarbeiter; solche werden ihr in der Gesammtzahl der Berliner Aerzte zu Gebote stehen, wenn sie dieselben zur Mitwirkung an einer für Praxis und Wissenschaft lohnenden Arbeit beruft, eine Bedingung, deren Erfüllung natürlich von den leitenden Gesichtspuncten abhängig ist. Diese theils vollständig zu erschöpfen, theils richtig abzuwägen, ist schon deshalb fast ausschliefslich Sache der Behörde, weil sie allein den Gesammtumfang des Gebietes, aus dem die Fragen, welche die Statistik beantworten soll, entlehnt werden, beherrscht. Wenn wir unten*) das Fragenschema, welches das ärztliche Comité des Berliner Gesundheitspflegevereins für seine Berichte über die

---

*) Fragenschema des ärztlichen Comités des Berliner Gesundheitspflege-Vereins für den Bericht über venerische Krankheiten.

I. Quelle*a) der Ansteckung { wie viel in Bordellen?
- - bei Winkeldirnen?
- - bei anderen Mädchen?
- - bei verheiratheten Frauen?

*a) Ist der Ort der Ansteckung nicht Berlin, so ist er anzugeben.

II. Alter der Venerischen { wie viel unter 20 Jahren?
- - zwischen 20 und 30 Jahren?
- - - 30 - 40 -
- - - 40 - 50 -
- - über 50 Jahre?

III. Wie viel von den { Blennorrhagischen / primär Syphilitischen / constitutionell - } waren verheirathet? waren ledig?

IV. Wie lange bestand die Krankheit, ehe Patient in ärztliche Behandlung kam?

V. Wie viel von den Venerischen waren schon von andern Aerzten behandelt?

VI. Wie viel von den { Blennorrhagischen / primär Syphilitischen / constitutionell - } blieben aus der Behandlung fort?

VII. Wie viel von den { Blennorrhagischen / primär Syphilitischen / constitutionell - } wurden in Heil-Anstalten geschickt?

venerischen Kranken sich zur Beantwortung gestellt hat, mittheilen, so wollen wir nur den speziellern Belag für die practische Bedeutung, welche der Statistik der Syphilis unter den antisyphilitischen Maafsregeln Berlins zukommt, liefern. Durch den

VIII. In wie viel Fällen ergab die Untersuchung behufs Ausstellung eines Gesundheits - Attestes venerische Krankheit *b) und welche Species?

*b) Vergl. die Note zur I. Frage.

IX. Auf wie viele Tripper kamen gleichzeitige oder Folgeerkrankungen wichtiger Organe und welche? (Bubonen, Entzündung des Nebenhodens, der Prostata, Augen etc.)

X. Wie viel { Bubonen / Nebenhodenentzündungen } kamen ohne vorangegangene Blennorrhagie vor?

XI. Kamen dergleichen beim Tripper epidemisch vor?

XII. Wie viel von den Nebenhodenentzündungen waren rechts?
- - - - - - - - - links?
- - - - - - - - - doppelt?

XIII. Kamen spitze Kondylome ohne gleichzeitige venerische Affection vor? und zwar speziell bei welchen Krankheiten und in wie vielen Fällen?

XIV. Welche Behandlung der Nebenhodenentzündung wurde angewendet und mit welchem Erfolg?

XV. Welche Behandlung des Trippers wurde ausgeführt? (Dauer und Art der Behandlung, Stärke und Qualität der Einspritzungen etc.)

XVI. Wie oft waren Härten nach syphilitischen Geschwüren zurückgeblieben, ohne dass eine Aetzung vorangegangen war?

XVII. Blieb nach Aetzung eine Härte zurück, die Monate lang bestand, ohne dass konstitutionelle Erscheinungen auftraten?

XVIII. In wie viel Fällen ging den constitutionellen Erscheinungen eine Induration des Chankers voran, in wie vielen nicht?

XIX. Innerhalb welcher Zeit nach der primären Affection trat die Induration des Chankers auf?

XX. Auf wie viel Chanker kam einer in der Harnröhre oder an anderen ungewöhnlichen Körperstellen vor?

XXI. Brandige Chanker — wie viel?
— wodurch?
— bei welcher Individualität?

XXII. Wie lange dauerte { der Chanker? / die constitutionelle Syphilis } (Sommer, Winter?)

XXIII. Wie oft kamen syphilitische Bubonen protopathisch (ohne vorangegangenen Chanker) mit nachfolgender constitutioneller Syphilis vor?

begränzten Wirkungskreis des Vereins sind einzelne, sehr wichtige Gesichtspunkte, z. B. diejenigen, welche die Frauen und Kinder betreffen, ganz ausgeschlossen; andere, welche nur aus der Hospitalpraxis beantwortet werden können, mussten natürlich gleichfalls wegbleiben. Indeſs glauben wir, ohne der Kritik vorgreifen zu wollen, behaupten zu dürfen, daſs die aufgestellten Gesichtspunkte genügend beweisen möchten, daſs die Statistik der Syphilis der nothwendige, eben so im Interesse der Wissenschaft wie der Verwaltung gebotene Ausgangspunkt der antisyphilitischen Maaſsregeln sei.

Eine erschöpfende Darstellung dieser Maaſsregeln würde auſser dem Hauptinhalte derselben, der öffentlichen antisyphilitischen Heilpflege, auch denjenigen Antheil obrigkeitlicher Thätigkeit zu erörtern haben, welcher derselben aus manchen andern, theils localen, theils allgemeinen Gesichtspunkten bei der Aufgabe, in der Syphilis selbst ihre eigne unmittelbare Ursache zu vernichten, zufällt. Wie auf der einen Seite Thatsachen, wie die Einschleppung der Syphilis in Berlin — der Mangel an öffentlichen Bädern daselbst etc., angeführt werden können, um beispielsweise der polizeilichen Wirksamkeit und der localen Verwaltung in der gestellten Aufgabe eine weite und fruchtreiche Perspective zu eröffnen, so ist auf der andern Seite in dem Factum, daſs zu einem Theile wenigstens die Verbreitung der Syphi-

---

XXIV. Wie oft kam Lues in Fällen von sogen. verschleppter und misshandelter primärer Syphilis vor?

XXV. Welches waren die Arten der constitutionellen Syphilis, wie folgten dieselben auf einander und in welchen Zwischenräumen?

XXVI. Juckten die syphilitischen Ausschläge?

XXVII. Waren die sekundär syphilitischen Affektionen ansteckend? und in welcher Periode?

XXVIII. Welche örtliche und allgemeine Behandlungen des Chankers und der constitutionellen Syphilis wurden ausgeführt und wie verhielt sich insbesondre die Reihenfolge der constitutionellen Symptome bei jeder einzelnen der Behandlungsweise?

XXIX. War der, den constitutionellen Erscheinungen vorangegangene Chanker überhaupt behandelt worden? event. auf welche Weise? wie lange Zeit? ob im Verein?

NB. Alle ambulatorischen Fälle von constitutioneller Syphilis sind in der Consultationsstunde vorzustellen!

lis nur durch verbrecherischen Leichtsinn oder Aberglauben vermittelt wird, die dringlichste Mahnung vorhanden, auch die Kräfte der sittlichen und geistigen Bildung in dem radicalen Kampfe gegen die verderbliche Wirksamkeit der Syphilis aufzurufen und diefs um so mehr, als die strafende Gerechtigkeit dieser Anklage, (welche noch schwerer vielleicht auf dem männlichen Geschlechte, als selbst die Prostitution auf dem weiblichen lastet), fast niemals Genugthuung zu schaffen vermag. Wir beschränken uns indefs auf diejenigen Maafsregeln, welche sich unmittelbar auf die Wirksamkeit des Hauptfactors für die Beschränkung der Syphilis, auf die Heilung der syphilitischen Kranken, beziehen. Indem wir die in unsern statistischen Fragmenten enthaltenen Data zu Grunde legen, versuchen wir, die öffentliche antisyphilitische Heilpflege in Berlin, wie sie sich, entsprechend dem wirklichen Bedürfnisse und der Möglichkeit der Ausführung, practisch gestalten möchte, darzulegen.

Die beiden möglichen und nothwendigen Formen der öffentlichen Heilpflege sind unter unsern Thatsachen einerseits in den Ergebnissen der Charitépflege, anderseits in denen des Berliner Gesundheitspflegevereins ausgedrückt. Beginnen wir mit dem Bedürfnisse der Hospitalpflege, so dürfen wir vorweg behaupten, dafs die Charitépflege demselben nicht genügen könne, denn — und wir glauben dies, als ein unzweifelhaftes Ergebnifs im ersten Theil dieser Arbeit statistisch nachgewiesen zu haben — die Charitépflege entspricht überhaupt kaum oder höchstens dem äusfersten Nothbehelf, der ja auch in Wirklichkeit fast ausschliefslich so zu sagen ihr Schöpfer ist. — Unterscheidet man dieses Bedürfniss speziell nach den beiden Geschlechtern, so wird bei der syphilitischen Erkrankung der Weiber in Rücksicht auf die wenigstens wahrscheinliche Gefährdung der öffentlichen Gesundheit die Hospitalbehandlung nicht allzusparsam abgemessen werden dürfen, wenn man dieselbe, soweit es sich um Beschränkung der Syphilis handelt, nicht als die Regel anerkennen will. Das Contingent der syphilitischen Weiber in der Charité, welches im Vergleiche zum Gesammtcontingent der Prostituirten ein sehr günstiges Erkrankungsverhältnifs derselben nachweist, möchte in

Wirklichkeit vielmehr beweisen, dafs die Charitépflege dem eigentlichen Bedürfnisse für die Hospitalbehandlung der syphilitischen Weiber nur sehr mangelhaft entspricht. In welchem Grade lässt sich nicht bestimmen; dem Zwecke, die Syphilis zu beschränken, wird aber sicherlich durch die möglichst reichliche Abmessung dieses Bedürfnisses am besten genügt. — Für die syphilitischen Männer wird unter der Voraussetzung, dafs die häusliche ambulatorische oder stationäre Behandlung derselben gesichert ist, die Hospitalbehandlung nur als die nothwendige Ergänzung eben dieser häuslichen Behandlung betrachtet werden dürfen. Diese Nothwendigkeit ist in allen den Fällen vorhanden, welche eine Complication schwerer, besonders primärer und secundärer Krankheitsformen mit einer mehr oder minder bedrängten socialen Lage des Kranken darstellen. Das Charité-Contingent der syphilitischen Männer beträgt im jährlichen Durchschnitt etwa den zwanzigsten Theil der muthmafslichen Gesammtzahl der syphilitischen Erkrankungen unter der männlichen Bevölkerung Berlins; verglichen mit dem Syphiliscontingent des Berliner Gesundheitspflegevereins, bleibt es hinter demselben noch zurück. Erwägt man nun aufserdem die sociale Lage eines grofsen Theils der syphilitisch erkrankten Männer, (wie wir nachgewiesen haben, gehören von dem Gesammtcontingent der mannbaren männlichen Bevölkerung circa 60,000 den arbeitenden Klassen an,) so entspricht unzweifelhaft die Charitépflege auch für die syphilitischen Männer nur dem äufsersten Nothbehelf, selbst für den Fall, dafs das Bedürfnifs der Hospitalpflege nur als die nothwendige Ergänzung der anderweitigen häuslichen Behandlung bemessen wird. Wie steht es mit diesem Theil der öffentlichen antisyphilitischen Heilpflege? Mit der Hinweisung auf den Berliner Gesundheitspflegeverein möchte die Antwort auf diese Frage so ziemlich erschöpft sein. Denn selbstverständlich handelt es sich hier nur um die Heilpflege für denjenigen Theil der männlichen Bevölkerung, der, in Folge seiner socialen Lage, durch Erkrankung überhaupt hilflos und in dem Falle der syphilitischen Erkrankung durch seine Hilflosigkeit in seiner eigenen Gesundheit eben so gefährdet ist, als er der öffentlichen Gesundheit gefährlich werden kann. Wenn man, nach dem Beispiel des Gesetzes, welches Gesellen und Fabrikarbeiter zur Bildung von Krankenkassen zwingt, damit sie im Erkrankungsfalle nicht der Armenpflege anheimfallen, die sociale Lage zum Maafsstabe nimmt, so wird es sich eben um die oben angeführten 60,000 Arbeiter bei der Frage von der öffentlichen antisyphilitischen Heilpflege handeln. Zieht man von diesen 60,000 diejenigen 10,000 ab, welche dem Berliner Gesundheitspflegeverein angehören, so bleiben 50,000, für welche die häusliche Behandlung im Falle syphilitischer Erkrankung nicht garantirt ist. Dies Factum beruht nicht auf Vergefslichkeit, es ist vielmehr eine prinzipielle Verschuldung. Die syphilitischen Data des Berliner Gesundheitspflegevereins weisen aber nach, in welchem Maafse auch für jene 50,000 das Bedürfnifs der antisyphilitischen Heilpflege in der That vorhanden ist. Erwägt man, dafs die Syphilis der Männer die Ansteckungsquelle für die Weiber bildet und somit, wenn es sich um die Krankheit als um die wirksame Ursache ihres Bestandes und ihrer Verbreitung handelt, sogar von primärer Bedeutung ist, so leuchtet ein, dafs den syphilitischen Männern das Bedürfnifs der Heilpflege nicht spärlicher, als den Weibern zugemessen werden darf.

Wie kann diesem Bedürfnisse in der Wirklichkeit Genüge geschafft werden? Die Syphilis gehört ganz in derselben Weise, wie jede andere Krankheit ins Bereich der öffentlichen Gesundheitspflege, und die Bruchstücke der antisyphilitischen Krankenpflege, nach welchen wir das Bedürfnifs derselben abgemessen haben, sind eben nur vereinzelte Theile der gesammten öffentlichen Krankenpflege. Kann — um zunächst mit der Hospitalpflege zu beginnen — das Bedürfnifs derselben aus dem Ueberflusse der allgemeinen Hospitalpflege befriedigt werden, oder ist jenes Bruchstück der antisyphilitischen Hospitalpflege nur ein Symptom des Nothstandes, in welchem auch diese sich befindet? Das ist sicherlich, wenn es sich um die praktische Befriedigung des vorhandenen Bedürfnisses handelt, eine sehr wichtige Frage, und die wir deshalb, wenigstens so weit wir es durch eine thatsächliche Andeutung vermögen, aufzuklären versuchen wollen. — Die Data, welche wir für die Jahre 1834—50 über die Berliner Todesfälle zusammengestellt haben, (Tab. I. coll. 7, 8, 9) ergeben im Durchschnitte von 17 Jahren die Thatsache, dafs in Berlin Jahr aus Jahr ein circa der dritte Theil der überhaupt Sterbenden entweder in der städtischen Armenkrankenpflege, oder in irgend einem öffentlichen Krankenhause oder einer dem Elende gewidmeten Anstalt sein Leben endet. Sicherlich ist in diesem Ergebnisse der Tod ein eben so genauer als bedeutungsvoller Commentar des Lebens, wohl geeignet — die socialen Zustände Berlins im Allgemeinen zu erläutern. Zu unserer Frage hat diese allgemeine Thatsache eine zwiefache Beziehung. Zunächst stellt sich in derselben das Bedürfnifs, wie die Wirksamkeit der öffentlichen Heilpflege überhaupt, unmittelbar aus dem Leben dar. Mit dem statistischen Resultate der Todesfälle gemessen, ergiebt sich für das allgemeine Bedürfnifs der Heilpflege ein in der That abnormer Umfang, aber auch für die Wirksamkeit derselben eine Ausdehnung, die, wie wenig sie auch an der Abnormität des Bedürfnisses etwas ändert, doch jedenfalls einen thatsächlichen Versuch, dem Bedürfnisse zu genügen darlegt. Für die allgemeine Hospitalpflege insbesondre darf zur richtigen Würdigung dieses Ergebnisses nicht vergessen werden, dafs, gegenüber der grofsen Zahl der in der Armenpraxis sterbenden Kinder, nur sehr geringe Anfänge der Kinder-Hospitalpflege in Berlin vorhanden sind. Es ist daher die Abnormität des allgemeinen Bedürfnisses, weil die Hospitalpflege an und für sich als ein besonders intensiver Ausdruck des Nothstandes angesehen werden mufs, noch gröfser als sie sich unmittelbar darstellt. Anderseits wird wiederum, wenn es sich um die Befriedigung des Bedürfnisses handelt, die Ausdehnung der Hospitalpflege um so nothwendiger, je gröfser der Nothstand ist. Zur weiteren Würdigung dieses Verhältnisses verweisen wir auf die über die Todesfälle in den einzelnen Hospitälern gegebenen Data (Tab. I. Note); jedenfalls scheint die allgemeine Thatsache wichtig genug, um bei Feststellung des speziellen Bedürfnisses, die uns jetzt obliegt, nicht vergessen zu werden. Die Charité ist in ihrem gegenwärtigen Bestande nur die äufserste und seltene Zufluchtsstätte hilfloser und bedrängter Kranken. Schon jetzt bilden die Syphilitischen den sechsten Theil derselben. Sie sind allerdings ganz mit demselben Rechte Inwohner der Charité, wie der andere Theil der Kranken. Auf Kosten dieser aber für die Syphilitischen einen gröfseren Raum zu schaffen, wäre in gleicher Weise unbillig und zweckwidrig. Es bedarf vielmehr zur Linderung des Elends überhaupt, so wie zur Heilung der syphilitischen Krankheit insbesondre neuen Raums. Dem dringenden Bedürfnisse entspricht allein die Errichtung eines Krankenhauses für Syphilitische. Wird dasselbe grofs und weit genug, um auch die syphilitische Station der Charité in sich aufzunehmen, so würde für die öffentliche Heilpflege die Wohlthat von um so gröfserem Erfolge sein, als sie die allgemeine Hospitalnoth, die in Berlin vorhanden ist, mildert. Wir brauchen unsern speziellen Beweis, den wir für das in jedem Betracht ausnahmsweise Verhältnifs der Charité zu allen einzelnen Klassen der Berliner Civilbevölkerung geliefert haben, kaum noch mit der Hinweisung auf die angeführte allgemeine Thatsache zu unterstützen. Dieses Verhältnifs ist sehr wenig geändert durch den Zuwachs, den Berlin in neuerer Zeit an Hospitälern erfahren hat. Dieselben beweisen vielmehr dadurch, dafs sie factisch oft wegen Ueberfüllung die dringendsten Anforderungen zurückzuweisen gezwungen sind, dafs, gegenüber dem grofsen Elende, es eine dringende Nothwendigkeit ist, die Wohlthat der allgemeinen Hospitalpflege nach Kräften zu vermehren. Diese Wohlthat — und darin werden alle diejenigen mit uns übereinstimmen, welche ihr Beruf täglich zu Zeugen des Kampfes macht, den Armuth und Krankheit mit einander führen — ist eine so grofse, dafs sie — gleichviel aus welcher besondern Auffassung entstanden — durch ihre Wirkung ihren Ursprung rechtfertigt. Weit entfernt, den in der neuesten Zeit hieselbst ausschliefslich aus besonderen confessionellen Gesichtspunkten errichteten Krankenhäusern, eben um dieses Ursprungs Willen, zu mifstrauen, heifsen wir sie vielmehr eben wegen ihrer Wirkung, als Beispiele allgemeiner menschlicher Liebe willkommen. Auf die Wirksamkeit dieser Liebe weist auch jene allgemeine Thatsache hin, welche uns die Hülfe darstellt, die mit der Noth sich zu messen versucht. Es ist in dieser Hülfe zu einem grofsen Theile das Liebesvermächtnifs vergangener Jahrhunderte wirksam, und daher erscheint die Pflicht der gegenwärtigen Gesellschaft, dem drängenden Bedürfnifs Genüge zu schaffen, nur um so dringlicher. Dafs die Erfüllung dieser Pflicht, insbesondere die Erweiterung der antisyphilitischen Hospitalpflege, auch im Interesse des Gemeinwohls eine dringend gebotene sei, das ist — auch abgesehen von den Thatsachen — wenigstens hier keine Frage: sie mufs für die Behörde der öffentlichen Gesundheitspflege eine um so ernstere Sorge sein, weil sie den Theil der antisyphilitischen Heilpflege bildet, der ausschliefslich von dieser Behörde abhängt.

Es verbleibt uns noch die zweite, nicht minder wichtige Form der antisyphilitischen Heilpflege, die in der Hauskrankenpflege ihre Erfüllung findet. Wir haben das Bedürfnifs dieser Pflege an dem Vergleiche zwischen dem kleinen Bruchstücke, in dem sie vorhanden ist, und dem grofsen Reste, in welchem sie mangelt, gemessen. Die Befriedigung dieses Bedürfnisses wird sich aus einer kurzen Erläuterung dieses Gegensatzes ergeben. — Wir dürfen es als bekannt voraussetzen, dafs für denjenigen Theil der männlichen Arbeiterbevölkerung Berlins, der dem Stande der Gesellen und Fabrikarbeiter angehört, also (wenn man die ähnlichen Berufsgemeinschaften, welche dieser offiziellen Kategorie nicht angehören, ausschliefst) für etwa 30,000 Personen Krankenkassen zur gegenseitigen Unterstützung — unter obrigkeitlicher Autorität — bestehen. Von dieser Unterstützung — um unter den mannigfachen Beziehungen, welche diese Kassen zu der öffentlichen Gesundheitspflege haben, unmittelbar diejenige zu erörtern, welche unserer speziellen Frage, der antisyphilitischen Heilpflege, zunächst liegt — waren bisher die syphilitischen Kranken vollständig ausgeschlossen, sowohl von der ärztlichen Pflege, als von den übrigen Hülfsleistungen, welche den andern Kranken, sei es an baarem Gelde oder durch Verpflegung in Krankenhäusern, gewährt werden. Der Berliner Gesundheitspflegeverein dagegen leistet allen Kranken ohne Unterschied dieselbe ärztliche Pflege und hat somit auch für diejenigen, welche aus jenen Kassen in das Bereich seiner ärztlichen Thätigkeit gehören, die Wirksamkeit der antisyphilitischen Heilpflege hergestellt. Wäre das Recht eben dieser Wirksamkeit nicht durch die entgegengesetzte, von der Obrigkeit vertretene Thatsache in Frage gestellt, wir würden Anstand nehmen es noch erst, auch nur mit einem

Worte, zu erörtern. Es giebt für die Pflicht der ärztlichen Thätigkeit keine andere Bedingung als die Krankheit, und jede Krankheit ruft dieselbe mit gleichem Rechte an. Es braucht diese Pflicht, welche für die Heilung der Syphilis ganz ebenso wie für jedes andere menschliche Leiden besteht, am allerwenigsten jenen Ansichten gegenüber vertheidigt zu werden, welche sich darauf stützen, dafs die Syphilis ein Abschreckungsmittel gegen die Unzucht, eine Strafe für die Sünde sei. Wären jene Ansichten, die nach ihrem factischen, wie sittlichen Gehalte keiner weitern Erörterung bedürfen, berechtigt, dann wäre die nothwendige Consequenz die Forderung, dafs die antisyphilitische Praxis überhaupt als eine unberechtigte, für Arme und Reiche in gleicher Weise, verpönt werde. Die praktische Consequenz derjenigen Thatsache, von der wir ausgegangen sind, ist in Wirklichkeit keine andre, als dafs sie denjenigen Personen, welche nach ihrer socialen Lage in ihren Krankheiten überhaupt auf die Hülfe durch gegenseitige Unterstützung angewiesen sind, die syphilitische Erkrankung zu einer besonders schmerzlichen Last macht. Es wäre eine böswillige Insinuation, diese Wirkung auch heute noch als die Absicht dieser, aus barbarischen und finstern Vorurtheilen stammenden, Einrichtung vorauszusetzen: um so mehr aber sind die nur zu deutlichen Ueberreste derselben, die Ausschliefsung der Syphilitischen von einem Theile der Unterstützung, wie sie z. B. in dem erst jüngst bestätigten Statute der Buchbindergesellenkasse und dem amtlichen Entwurfe des Magistrats für die Schneidergesellenkasse sich noch vorfindet, ein Beweis, dafs auch die neueste Reorganisation dieser Unterstützungskassen der Aufgabe nicht entspricht, deren Lösung die öffentliche Gesundheitspflege von der Verwirklichung des Prinzips der Selbsthülfe erwarten mufs. Wohl ist auch jenes halbe Anrecht auf Unterstützung, welches nunmehr den syphilitisch erkrankten Mitgliedern der angeführten Kassen wenigstens in der ärztlichen Pflege statutenmäfsig gewährt werden soll, ein Fortschritt. Derselbe bedeutet für alle diejenigen Gewerkskassen, welche durch Anschlufs an den Berliner Gesundheitspflegeverein diese Pflege schon lange factisch geniefsen, die gesetzliche Sanctionirung dieser thatsächlichen Errungenschaft — für den übrigen Theil aber die endliche nothgedrungene Gewährung einer lange mit Unrecht entbehrten Wohlthat. Die consequente Verwirklichung dieses Fortschritts nach seiner prinzipiellen Bedeutung und in dem Gesammtumfange aller derjenigen Unterstützungskassen, welche auf Grund des bestehenden Gesetzes im Stande der Arbeiter schon vorhanden sind, oder noch geschaffen werden sollen, würde mindestens zur Hälfte die Befriedigung des Bedürfnisses der antisyphilitischen Hauskrankenpflege herbeiführen. Ob diese Consequenz in Wirklichkeit erwartet werden dürfe — das braucht hier nicht erörtert zu werden. Als eine Thatsache aber darf es bemerkt werden, dafs selbst jener Fortschritt nur einen Theil von den allgemeinen Fortschritten, welche in den Krankenunterstützungskassen der Arbeiter für die gesammte Heilpflege durch jene neue Reorganisation erzielt werden, oder schon bewirkt worden sind, ausmacht und somit, ungeachtet er durch seine Halbheit das Recht der antisyphilitischen Heilpflege verläugnet, dieselbe dennoch factisch als einen Bestandtheil der allgemeinen öffentlichen Heilpflege darstellt. Ist dieser Bestandtheil ein legitimer — so bedarf es nicht noch weiter eines besondern Nachweises der einzelnen Elemente, welche in den Instituten der freien Selbsthülfe, den Gesundheitspflegevereinen, so wie in der Armenkrankenpflege für die Befriedigung des speziellen, in Frage stehenden Bedürfnisses in Berlin vorhanden sind, oder noch geschaffen werden können. Die Heilung der Syphilitischen wird — undzwar ebenso für die eine als für die andere Hälfte derjenigen, welche ihrer bedürftig sind — eine Thatsache sein, sobald und in dem Maafse, als die Aufgabe der öffentlichen Heilpflege überhaupt ihre Erfüllung findet.

Erste Tabelle.

Zur socialen Statistik der Berliner Civil-Bevölkerung während der Jahre 1834 bis mit 1851.

A. Zur Vergleichung der Geburten, Krankheits- und Todesfälle innerhalb der Berliner Civilbevölkerung.

1.	2. Die gesammte Civilbevölkerung Berlins	3.	4. Geburten waren	5.	6.	7. Todesfälle waren	8.	9.	10.
Jahr.	betrug:	hatte sich gegen das Vorjahr verändert in Procenten:	überhaupt:	uneheliche:	uneheliche auf je 100 Geburten:	überhaupt:	in städtischer Armenpflege u. in den Spitälern	auf je 100 überhaupt v. letzteren:	Städtische Hauskranke.
1834	247,336	—	9446	1674	17,7	9176	2511	27,4	23587
1835	253,400	+ 2,5	9261	1470	15,8	7361	2106	28,5	21884
1836	259,400	+ 2,4	9880	1594	16,1	7519	2287	30,5	21607
1837	265,394	+ 2,3	9704	1489	15,4	11052	3453	31,2	24902
1838	280,800	+ 5,8	10045	1510	15,0	8554	2596	30,3	25646
1839	296,000	+ 5,4	10082	1545	15,3	8344	2680	32,1	24703
1840	311,491	+ 5,2	10509	1584	15,1	9315	2916	31,3	28194
1841	318,900	+ 2,4	10757	1703	15,8	8772	2680	30,5	28233
1842	326,400	+ 2,3	11019	1784	16,1	9197	2906	31,6	29729
1843	333,990	+ 2,3	11634	1826	15,7	8884	3009	33,9	34306
1844	352,400	+ 5,5	12038	1848	15,3	9142	2888	31,6	39411
1845	370,900	+ 5,2	12846	1949	15,2	9125	2961	32,4	35357
1846	389,308	+ 5,0	13277	1912	14,4	9852	3182	32,3	38336
1847	403,700	+ 3,5	12865	1864	14,5	10235	3613	35,3	44401
1848	400,400	— 0,8	13055	1886	14,4	12026	4524	37,6	51504
1849	401,154	+ 0,2	13760	2122	15,4	14111	4979	35,3	51517
1850	417,700	+ 4,1	14277	2134	14,9	11174	3543	31,7	57143
1851	436,000	+ 4,4	15335	2352	15,3	10518			

B. Die Alters- und Geschlechtsklassen, so wie das Eheverhältnifs der gesammten Civilbevölkerung Berlins, nach der Zählung des statistischen Büreaus.

Jahr.	Kinder bis zum 15ten Jahre.			Personen a. von 15 bis 60 Jahren. b. von 15 bis 45 Jahren.			Personen a. über 60 Jahre. b. über 45 Jahre.			Zahl aller Civil-Einwohner.			In der Ehe leben:	
	männl.	weibl.	Summa.	männl.	weibl.	Summa.	männl.	weibl.	Summa.	männl.	weibl.	Summa.	männl.	weibl.
1834	36966	36460	73426	a. 77219	a. 81575	a. 158794	a. 6337	a. 8779	a. 15116	120522	126814	247336	34045	34112
1837	37828	37623	75451	b. 74311	b. 70917	b. 145228	b. 19380	b. 25335	b. 44715	131519	133875	265394	36054	36331
1840	41781	40499	82280	b. 93506	b. 86846	b. 180352	b. 21359	b. 27500	b. 48859	156646	154845	311491	42343	42343
1843	48320	46766	95086	b. 97724	b. 91229	b. 188953	b. 21827	b. 28124	b. 49951	167871	166119	333990	43455	43639
1846	55058	53357	88415	b. 117909	b. 106917	b. 224826	b. 24752	b. 31315	b. 56067	197719	191589	389308	50447	50733
1849	58386	57307	115693	b. 115528	b. 109962	b. 225490	b. 26996	b. 33035	b. 60031	200910	200244	401154	50899	51142

Jahr.	Von 100 Civil-Einwohnern waren Kinder bis zum 15ten Jahre.			Personen a. von 15 bis 60 J. b. von 15 bis 45 J.		Personen a. über 60 Jahr. b. über 45 Jahr.		Personen über 15 Jahre.	Von 100 männl. Einwohn. über 14 Jahre lebten		Von 100 weibl. Einwohn. über 14 Jahre lebten	
	männl.	weibl.	Summa.	männl.	weibl.	männl.	weibl.		in der Ehe.	ausser der Ehe.	in der Ehe.	ausser der Ehe.
1834	15,0	14,7	29,7	a. 31,2	a. 32,9	a. 2,6	a. 3,6	70,8	40,7	59,3	37,8	62,2
1837	14,3	14,2	28,5	b. 28,0	b. 26,7	b. 7,3	b. 9,5	71,5	38,5	61,5	37,7	62,3
1840	13,1	13,0	26,1	b. 30,0	b. 27,9	b. 6,9	b. 8,8	73,6	36,9	63,1	37,0	63,0
1843	14,5	14,0	28,5	b. 29,2	b. 27,3	b. 6,5	b. 8,5	71,5	36,4	63,6	36,6	63,4
1846	14,2	13,7	27,9	b. 30,3	b. 27,5	b. 6,3	b. 8,0	72,1	35,4	64,6	36,7	63,3
1849	14,5	14,3	28,8	b. 28,8	b. 27,4	b. 6,7	b. 8,3	71,2	35,7	64,3	35,1	64,9

Die Militär-Bevölkerung Berlins incl. der Familien im Militärstande hat betragen

im Jahre 1837 . . 18,328
- - 1840 . . 18,739
- - 1843 . . 19,159
- - 1846 . . 19,194
- - 1849 . . 22,748

Bemerkungen zur ersten Tabelle.

A. Colonne 2. Die runden Summen der nicht gezählten Jahre bis 1846 sind aus den Differenzen zwischen je 2 gezählten Jahren berechnet, von 1846 bis 1851 nach der Angabe des Meldeamts festgestellt.

Colonne 4. 5. 7. So weit diese Data bisher nicht veröffentlicht waren, beruhen sie auf Mittheilung des Meldeamts und des statistischen Büreaus.

Colonne 8. Diejenigen Data, welche nicht den veröffentlichten Berichten entnommen werden konnten, verdanken wir den actenmässigen Mittheilungen der betreffenden Verwaltungen. — Die Zahl der Todesfälle in den Spitälern beträgt im jährlichen Durchschnitt: im jüdischen Krankenhause während 17 Jahre 18 — im Elisabeth-Krankenhause während 12 Jahre 80 — im Elisabeth-Kinder-Hospital während 8 Jahre 11 — im katholischen Krankenhause während 5 Jahre 60 — in Bethanien während 4 Jahre 100. Für die Charité, die hier gleichfalls mitgerechnet ist, cf. Tab. II. Colonne 21. 22. 23. — In der offenen Communal-Armenkrankenpflege beträgt die Zahl der Todesfälle im 17jährigen Durchschnitt 1607, in den geschlossenen Instituten (Arbeitshaus, Neues Hospital, Waisenhaus zusammen) 230.

Colonne 10. Die Data sind aus Dunker „Reorganisation der städtischen Armenverwaltung" Tab. III. Col. 16.

Zweite Tabelle.

Die Bevölkerung der Charité, insbesondere der Berliner Zugang und die syphilitischen Inwohner derselben während der Jahre 1834 bis mit 1851.

1.	2.	3.	4.	5.	6.	7.	8.		
		Zugang aus Berlin.					Der Berliner Zugang war zusammengesetzt aus Prozentantheilen		
		I. Gruppe.	II. Gruppe.	III. Gr.					
Jahr.	*a.* Bestand. *b.* Zugang. *c.* In der Anstalt Geborene. *d.* Summe der Verpflegten.	*a.* durch die Armenärzte, *b.* aus Hospitälern, *c.* aus Waisenhäusern, *d.* v. d. Gewerksverbanden, *e.* Summe.	*a.* durch die Polizeibehorden. *b.* aus dem Arbeitshause, *c.* aus den Gefängnissen, *d.* aus den Bordellen, *e.* Summe.	auf eigene Meldung.	in Summa	Von 100 Civileinwohnern Berlins kamen nach der Charité.	der I. Gruppe.	der II. Gruppe.	der III. Gruppe.
1834	705 5223 304 6232	1596 10 5 317 1928	417 201 635 422 1675	1428	5031	2,0	38,3	33,3	28,4
1835	725 5316 282 6323	1653 8 6 705 2372	357 153 666 314 1490	1228	5090	2,0	46,6	29,3	24,1
1836	871 6117 344 7332	1706 9 9 986 2710	493 103 766 298 1660	1471	5841	2,2	46,4	28,4	25,2
1837	871 6996 347 8214	2013 19 8 1081 3121	452 180 714 385 1731	1887	6739	2,5	47,8	25,7	26,5
1838	958 7780 341 9079	1956 13 142 1206 3317	401 116 926 437 1880	2241	7438	2,6	44,8	25,1	30,1
1839	944 9183 358 10,485	2001 10 96 1507 3614	470 234 1142 480 2326	2898	8838	3,0	40,9	26,3	32,8
1840	966 9022 404 10,392	2059 13 24 1512 3608	426 173 1269 415 2283	2803	8694	2,8	41,6	26,2	32,2
1841	974 8594 366 9934	1982 14 94 1251 3611	279 203 967 320 1769	2832	8212	2,6	44,3	21,5	34,2
1842	889 8533 418 9840	1992 20 69 1583 3664	296 186 962 313 1757	2752	8173	2,5	44,8	21,5	33,7

9.	10.	11.	12.	13.	14.	15.	16.	17.	18.	19.	20.	21.
Es waren syphilitisch									Auf 100 vom Berliner Zugang waren syphilitisch.	Die Todten in der Charité		
vom Berliner Zugang:			vom Potsdamer Zugang:			also überhaupt:				waren überhaupt:	auf 100 Inwohner der Charité starben:	auf 100 Berl. Todesfälle überhaupt ereigneten sich in d. Charité.
Männer.	Weiber.	Summe.	Männer.	Weiber.	Summe.	Männer.	Weiber.	Summe.				
283	446	729	31	65	96	314	511	825	14,5	875	14,0	9,5
289	335	624	22	52	74	311	387	698	12,3	737	11,6	10,0
348	384	732	29	54	83	377	438	815	12,5	902	12,3	11,9
407	469	876	23	40	63	430	509	939	13,0	1066	13,0	9,6
541	589	1130	29	53	82	570	642	1212	15,2	930	10,2	10,8
669	675	1344	26	57	83	695	732	1427	15,2	1070	10,2	12,8
762	707	1469	31	59	90	793	766	1559	16,9	1097	10,5	11,7
753	648	1401	35	62	97	788	710	1498	17,0	1014.	10,2	11,5
638	607	1245	40	69	109	678	676	1354	15,2	1023	10,4	11,1

1.	2.	3.	4.	5.	6.	7.	8.		
		Zugang aus Berlin.					Der Berliner Zugang war zusammengesetzt aus Prozentantheilen		
		I. Gruppe.	II. Gruppe.	III. Gr.					
Jahr.	*a.* Bestand. *b.* Zugang. *c.* In der Anstalt Geborene. *d.* Summe der Verpflegten.	*a.* durch die Armenärzte, *b.* aus Hospitälern, *c.* aus Waisenhäusern, *d.* v. d. Gewerksverbänden, *e.* Summe.	*a.* durch die Polizeibehörden, *b.* aus dem Arbeitshause, *c.* aus den Gefängnissen, *d.* aus den Bordellen, *e.* Summe.	auf eigene Meldung.	in Summa	Von 100 Civileinwohnern Berlins kamen nach der Charité.	der I. Gruppe.	der II. Gruppe.	der III. Gruppe.
1843	929 8561 441 9931	2080 12 45 1627 3764	242 252 1183 251 1928	2602	8294	2,5	44,4	23,2	31,4
1844	836 8189 421 9446	1851 11 27 1649 3538	310 187 1012 192 1701	2723	7962	2,3	43,2	22,6	34,2
1845	879 7993 417 9289	2022 21 4 1574 3621	162 207 892 146 1407	2719	7747	2,1	46,7	18,2	35,1
1846	913 8450 451 9814	2091 92 10 1587 3780	361 233 945 1539	2810	8129	2,1	46,5	18,9	34,6
1847	937 9003 450 10,390	2032 26 9 1737 3804	550 353 949 1882	3039	8725	2,2	43,6	21,6	34,8
1848	917 8988 493 10,398	2045 20 8 1711 3784	532 372 987 1891	3051	8726	2,2	43,3	21,7	35,0
1849	922 7778 512 9212	1890 19 5 1528 3442	407 258 693 1358	2681	7481	1,9	46,1	18,1	35,8
1850	850 6839 407 8156	1798 13 2 1347 3160	368 279 511 1158	2273	6591	1,6	47,9	17,6	34,5
1851	870 7178 542 8590	1831 11 4 1389 3235	381 298 546 155 1380	2293	6908	1,6	46,9	19,9	33,2

9.	10.	11.	12.	13.	14.	15.	16.	17.	18.	19.	20.	21.
Es waren syphilitisch									Auf 100 vom Berliner Zugang waren syphilitisch.	Die Todten in der Charité		
vom Berliner Zugang:			vom Potsdamer Zugang:			also überhaupt:				waren überhaupt:	auf 100 Inwohner der Charité starben:	auf 100 Berl. Todesfälle überhaupt ereigneten sich in d. Charité.
Männer.	Weiber.	Summe.	Männer.	Weiber.	Summe.	Männer.	Weiber.	Summe.				
609	570	1179	25	50	75	634	620	1254	14,2	1114	11,2	12,5
699	569	1268	15	52	67	714	621	1335	15,9	910	9,6	9,9
647	430	1077	16	44	60	663	474	1137	13,9	1010	10,8	11,1
724	525	1249	35	48	83	759	573	1332	15,4	1147	11,7	11,6
866	703	1569	30	64	94	896	767	1663	17,9	1082	10,4	10,5
959	768	1727	28	76	104	987	844	1831	19,8	1439	13,8	11,9
654	664	1318	30	79	109	684	743	1427	17,6	1266	13,7	8,9
573	621	1194	25	78	103	598	699	1297	18,1	1050	12,9	9,4
437	643	1080	8	21	29	445	664	1109	15,6	1044	12,1	9,9

Bemerkungen zur zweiten Tabelle.

Die Angaben über die Charitébevölkerung sind für die Jahre 1834 bis 1846 den, in der Medizinischen Zeitung (Jahrgänge 1835 — 47) veröffentlichten, summarischen Uebersichten entlehnt; die Bevölkerungsdata für die Jahre 1847 — 1851, so wie die Data über die Syphilitischen während des ganzen 18jährigen Zeitraums sind nach einer, im Bureau der Charité angefertigten, Zusammenstellung mitgetheilt. Die Zahlen der Syphilitischen enthalten ausdrücklich nur den Zugang eines jeden Jahres, in demselben sind aber auch die von andern Stationen der Charité nach der syphilitischen beförderten Kranken mit inbegriffen.

Dritte Tabelle.

Die syphilitischen Erkrankungen innerhalb des Berliner*) Gesundheitspflegevereins vom 1. Juli 1849 bis 1. Januar 1852, nach den Berichten des ärztlichen Comités.

*) Siehe die Bemerkung (†) auf der Rückseite der Tabelle.

A.	Monatliche Durchschnittszahl der Mitglieder.	Zahl der erkrankten Mitglieder.	Hiervon waren syphilitisch erkrankt: an primärer Syphilis.	an secundärer Syphilis.	an venerischen Blennorrhag.	in Summa.	Von 100 Mitgliedern waren syphilitisch erkrankt.	Von 100 Kranken waren syphilitisch.
IItes Halbjahr 1849.	4901	1931	—	—	—	261	5,32	13,51
Istes Halbjahr 1850.	6177	2386	—	—	—	284	4,59	11,90
IItes Halbjahr 1850.	8112	3695	47	51	190	288	3,55	7,78
Istes Halbjahr 1851.	9483	4059	61	37	206	304	3,20	7,49
IItes Halbjahr 1851.	10525	4272	61	22	215	298	2,83	6,98
In Summa	—	16343	—	—	—	1435	—	—
Durchschnittlich in jedem Halbjahr.	7827	3269	—	—	—	287	3,67	8,77

B. Uebersicht von 1188 Syphilitischen.

C. Von 213 Syphilitischen gaben als Ansteckungsort an:

Es waren:		verheirathet.	ledig.	im Alter bis 20 J.	von 20 bis 30 J.	von 30 bis 40 J.	über 40 J.	C. Bordelle.	Winkeldirnen.	andere Mädchen.	verheirath. Frauen.
Ueberhaupt erkrankt	1188	95	1093	56	894	221	17	64	116	24	9
Insbesondere an primärer Syphilis	243	15	228	—	—	—	—	11	37	3	—
an secundärer Syphilis	127	18	109	—	—	—	—	—	—	—	—
an venerischer Blennorrhagie	818	62	756	—	—	—	—	53	79	21	9

D. Gewerksgenossenschaft der	Dauer der Mitgliedschaft in Monaten.	Monatliche Durchschnittszahl der Mitglieder.	Syphilitisch krank waren im IIten Halbjahr 1849.	im Isten Halbjahr 1850.	im IIten Halbjahr 1850.	im Isten Halbjahr 1851.	im IIten Halbjahr 1851.	in Summa.
Schneider	30	1542	98	116	79	91	90	474
Schuhmacher . . .	30	995	52	40	56	37	48	233
Schlosser	8	1030	+	* 8	32	* 6	+	46
Seidenwirker . . .	29	934	* 9	8	13	10	5	45
Drechsler	7	324	+	+	* 15	* 8	+	23
Droschkenkutscher . .	29	328	* 4	1	2	—	—	7
Buchbinder	29	310	* 17	19	15	18	24	93
Kattundrucker . . .	30	249	4	3	2	3	2	14
Buchdrucker	29	192	* 26	25	17	15	9	92
Goldarbeiter	30	188	16	13	8	6	5	48
Posamentiere . . .	30	129	2	4	5	1	8	20
Handschuhmacher . .	30	100	9	4	6	4	4	27
Messerschmiede . . .	30	78	—	1	3	3	3	10
Müller	21	60	+	* —	3	3	1	7
Maler	30	107	—	—	6	3	3	12
Dachdecker	30	44	—	1	2	3	—	6
Steinsetzer	30	61	—	2	3	1	—	6
Steinmetze	29	49	* 4	5	4	2	1	16
Mechaniker	30	49	2	1	—	3	1	7
Vergolder	30	46	4	3	1	5	2	15
Uhrmacher	30	38	—	1	2	5	5	13
Schriftgiesser . . .	27	30	* 4	2	—	1	2	9
Friseure	27	37	* 4	3	1	1	5	14
Fabrikarbeiter . . .	24	80	+	—	1	1	—	2
Seidenknopfmacher .	29	37	* 4	5	1	2	1	13
Cigarrenarbeiter . . .	22	86	+	16	2	13	8	39
Unmittelbare Mitglieder	26	245	* 2	3	1	—	1	7
Maschinenbauer . . .	14	3401	+	+	* 8	59	68	135
Krankenverein des Bezirks 101. .	9	137	+	+	+	—	1	1
Steingutarbeiter . . .	4	54	+	+	+	+	1	1
Summa . . .	30	7827	261	284	288	304	298	1435

Bemerkungen zur dritten Tabelle.

— bedeutet, dass in dem bezeichneten Halbjahre in der betreffenden Genossenschaft keine syphilitische Erkrankung vorgekommen ist;

+ dass die betreffende Genossenschaft während des bezeichneten Halbjahrs gar nicht und

* nicht während des ganzen Halbjahrs dem Vereine angehört hat.

(†) Die Data für den Zeitraum vom 1. Juli 1849 bis 31. August 1850 sind den Berichten des früheren Gesundheitspflege-Vereins, für den folgenden Zeitraum den Berichten des Berliner Gesundheitspflege-Vereins entlehnt.

FSC
www.fsc.org
MIX
Papier | Fördert
gute Waldnutzung
FSC® C083411

Zeitfracht Medien GmbH
Ferdinand-Jühlke-Straße 7
99095 Erfurt, Deutschland
produktsicherheit@kolibri360.de